楊晨：贏在起跑點的六堂遺傳課

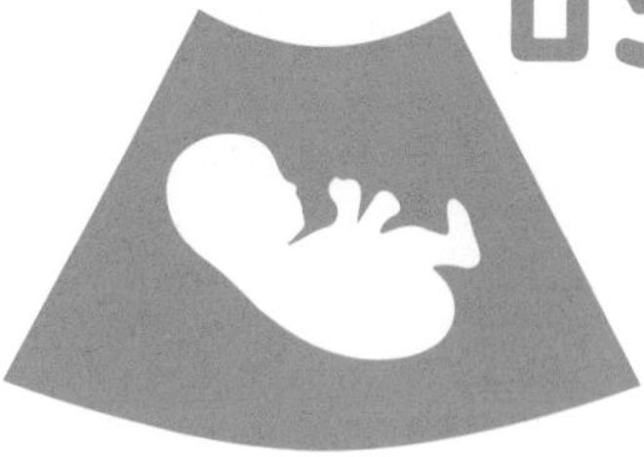

小兒遺傳與新陳代謝專科醫師——楊晨 著

目錄

推薦序1

值得每位家長珍藏的育兒寶典

閻雲
臺北醫學大學講座教授
前臺北醫學大學校長

養兒方知父母恩。許多新手爸媽在生兒育女之後，才體會到當年父母撫養子女的艱辛。尤其現代人晚婚晚生，傳宗接代的壓力無形加重，但又何其有幸，現代醫學進步，養育下一代的重擔，有兒科醫師一同來分擔。

楊醫師將自己多年來站在兒科第一線的所見所聞，以及為人父母最關心的遺傳疾病、罕見疾病、生長曲線、早期療育等兒童身心健康議題，集結成書，涵括醫學實證的一手資訊，是值得每位家長珍藏的育兒寶典。

楊醫師不以治療疾病自限，將醫療推及最前端的疾病預防，推廣優生觀念。諸如婚前健康檢查、家族健康圖譜、孕期遺傳諮詢，為新生兒罹患隱性疾病的風險做好萬全準備，並透過新生兒篩檢，早期發現，早期治療。這些都是國人較易輕忽的部分。

有的家長擔心孩子輸在起跑點上，給孩子亂服偏方，導致性早熟、長不高。有的家長則對孩子過度溺愛，結果養出許多「小腹翁」、「小腹婆」，小小年紀代謝出問題。楊醫師則苦口婆心灌輸優養觀念，善用成長三寶：均衡飲食、充足睡眠、規律運動，一樣能讓孩子長得高又壯。

楊醫師又以「慈悲」、「利他」的觀點，闡釋先天遺傳疾病、罕病患者對全人類意義重大。這群患者提供寶貴的基因資訊，間接促進個人化醫療，並提醒家族成員未來生育應做好優生計畫，對社會貢獻良多。楊醫師將人性光明面帶入醫學，讓醫學不再只是冷冰冰的檢測數據，風範令人景仰。

每個孩子的身心都是獨一無二的，因此，每個孩子的成長軌跡必定也與他人不同。盼望為人父母經由閱讀此書，學習與兒科醫師合作無間，掌握孩子成長過程中不尋常的線索，透過醫療來改善疾病，甚至提前預防，讓每個孩子在關懷與愛中健康長大。

推薦序2

認識遺傳 解讀生命的不可思議

林炫沛
馬偕紀念醫院罕見疾病中心主任、馬偕醫學院醫學系教授
臺灣人類遺傳學會理事長、臺灣罕見疾病基金會董事長

你是否擁有和爸爸相像的眉眼，和媽媽神似的表情或笑容？你和爸爸或媽媽在日常生活上常常會不約而同有著幾乎相同的選擇或思維？你的家族血緣其實有相當的程度決定了你的外表和健康狀況，甚至行為模式。這就是為什麼進行定期健康檢查或看病時，醫護人員都一定會詢問你的家族史的原因。

地球上的生命體都具有奇妙的特性，能以自身的基因內涵為藍本來複製相似的生命，完成生命的傳承與延續，這種奇妙的能力便是遺傳。由於每個人身上都有許多各自獨特的基因變異，會不會顯現，尚有其他的決定因素，也因此，遺傳疾病雖有代代相傳的風險，然而並非每一個患者都有家族先例，致病原因也可能是父系母系隱性基

因結合後的顯現，或是遺傳物質在遺傳過程中產生突變所引起。

遺傳疾病種類繁多，各種疾病的罹病個案數卻偏少，所需要的檢驗工具與治療用品，亦非一般來源所能取得，即使對遺傳專科醫師而言，每一個個案的診斷都是全新的挑戰，需要投入莫大的時間與精力，在極為艱困的狀況下默默努力。這是一條孤獨的道路，所幸楊晨醫師一直都非常有心，在臺灣遺傳醫療的草創時期，即在師長的號召下參與建置工作，目前國內已經建立了制度化的福利服務，於北、中、南、東部設置遺傳諮詢中心，提供遺傳疾病患者更完善的醫療照護與諮詢服務。

破解基因密碼，解讀其中的生命訊息，是現代生命科學的精髓，我們可以藉由基因的探索，了解各種體質，甚至是疾病發生的本質與機率。知道基因的變異之後，可以藉由調整生活飲食和營養來因應控制。雖然基因不能被改變，卻可以「被修飾」，達到療癒效果，遺傳疾病治療也帶動了新醫療的發展。楊晨醫師在遺傳疾病醫療與保健方面的成就令人讚歎，更難得的是她將多年行醫經驗及陪伴病友的心路歷程整理分享，發心寫出這麼好的一本工具書，嘉惠社會大眾。在此特別誠摯推薦這本好書。

推薦序3

人人都需要遺傳學這門課

陳冠如——財團法人罕見疾病基金會執行長

「為什麼我所有產檢都做了，連自費項目全都加做，孩子還是得了罕病？」

「我家裡兩邊都沒有罕見疾病的遺傳，為什麼會生出罕病兒？」

「孩子都已經生出來了才做新生兒篩檢，那有用嗎？」

「產檢的項目那麼多，到底要選哪幾種？」

以上這幾個問題，是罕見疾病基金會在服務的過程中，最常聽見來自罕病家庭及一般諮詢民眾的疑問，然而答案卻非三言兩語可解釋完全。

其實，簡單來說，罕見疾病就是盛行率極低、少見的疾病，發生原因大多是遺傳基因產生變異所致。當基因發生損傷或錯誤，就有可能使得生理機能出現問題，引發疾病。這些變異可能源於父母帶有變異基因並遺傳給下一代，也可能是生命傳承過程中，基因複製發生錯誤所致。就因為是偶發的意外，只要生命傳承延續，這些風險就不會消失，所以罕見疾病其實並不是大家想像中的那麼罕見。

常有人向基金會詢問，既然人人都要關心罕見疾病，那麼又該如何幫忙罕病家庭呢?其實，「了解」與「同理」就是最佳的支持與協助。對於罹患罕病的家庭來說，疾病帶來的「難」是可以努力去接受去調適的，但社會異樣的眼光卻是不可承受的「苦」，因此，社會大眾若能從「了解」起步，相信定能支持罕病家庭走得更穩、更遠。

楊晨醫師寫的這本書便是很好的起點，以病友小故事以及自身生養兒女經驗，將難懂的遺傳觀念轉為生活化知識。對即將結婚或計畫生兒育女的一般家庭，是一本必備的工具書；而對罕病家庭來說，更是一本具科學邏輯以及生命哲理的書，無形中也傳達了對罕病家庭的關愛之情。感謝楊晨醫師的用心！

前言

初心

直到看完最後一位病人，我才停下來查看時間，「啊，已經是晚上十一點了。」按醫院表定的門診時間來說，下午診從一點半開始，五點結束；但是這天共有一百三十號病人，經一一諮詢再診療，花費十個小時才全部看完。休息幾分鐘，我回過神來，環視診間，原先人聲鼎沸，當下卻顯得安靜，我和同事終於能夠輕鬆的舒一口氣。

做為遺傳與新陳代謝專科的兒科醫師，來到我診間的，並非全都是身體有著明顯病痛的兒童，還有許多外觀看不出異狀、活蹦亂跳的孩子。他們「看起來沒病」為何還要看醫生呢？有的家長還一次帶了兩三個孩子來看診呢。這些稱不上生病的孩子，有的被追查出原先所不知道的遺傳疾病，也有不少是沒生病，但是他們的生長發育

「偏離正常的軌道」。更有長得看起來頭好壯壯的男孩、女孩，其實過早發育，身體潛藏被忽視的疾病。

從嬰幼兒、青少年，乃至未滿十八歲的「孩子」，都屬於小兒科的醫療對象。兒科醫師不只是治療感冒發燒、打打疫苗。在每個孩子的成長過程中，先天的遺傳因素和後天的營養與生活習慣，都對個體產生密切的影響。多數的父母從得知懷孕開始，到小寶寶出生後，都會留意孩子的生長情況與需求，但是隨著孩子日漸長大，或許是家長要兼顧的事情多了，就容易忽略孩子在每個成長階段不同的需求，也不清楚該掌握哪些不尋常的發育線索。

例如，新手爸媽通常會很嚴謹的記錄寶寶每日的喝奶量，每次回兒科健診，都關切寶寶的生長曲線，何時該吃副食品，也多半講究該給寶寶均衡的營養。但是，到了學齡前與開始上學，有的孩子長得矮小，有的則長出超齡高胖的超標體格；造成部分家長對於「我的孩子吃飯又慢又少，長不大」很是苦惱，有的家長則是自豪「我的孩子總是吃個不停，長個不停」，卻不知道孩子提早發育，甚至有性早熟的問題。

現代人晚婚、不婚、不生以及不孕，都是普遍現象，少子化已經成為趨勢。門診中，可見到獨生子女愈來愈多，不少前來做遺傳諮詢的夫婦有不孕的困擾。在各種因素與壓力影響下，現在每五對夫妻，就有一對遭遇不孕的問題。就我從醫二十五年來的觀察，現代人孩子愈生愈少，生的少自然更加寶貝，優生概念也更加重要。「生的少，當然要生得好」，緊接著，「養得好」則需要透過教育宣導，讓家長都有正確的照顧知識。我認為，從孕前就要有正確的優生概念，懷孕過程須做必要的優生保健檢查，在生育之後，還要把孩子正確的優養，一路拉拔長大。

健康的兒童，不只是父母的希望，也是國家的競爭力。身為一名醫師，同時也是一位母親，我為診療疾病而努力，更希望把預防醫學建設在疾病之前。如果能夠把優生與優養的觀念，推廣給更多人，使父母親、最好是每個人都對自身健康與下一代的成長，有更多知識，那麼大家就會更幸福。我是這麼想的，這也就是為什麼我常常能從一般人視為尋常的現象中挑出問題。

我的觀念是，不是發燒生病才需要治療，而是對健康的定義有更深層的認識。例如從遺傳的角度，來檢視每個孩子的成長，就不能只是比較孩子是否在大眾的平均值內，而是要先推算父母親所給予的遺傳因子；以此做為基準，每個孩子都有自己的遺傳生長軌道可以依循；透過正確的培育，往最好的方向生長。假設根據父母給予的遺傳身高，一個孩子本來可以長到一百七十公分，但是成長過程卻疏忽了營養，最後只長到一百六十三公分，那就是可惜了。

「長得不高，也不會不快樂啊！」一位優秀的醫界好友曾經這樣說，他看我苦心鑽研遺傳與成長問題，招致看診量大，常常超時工作顯得疲憊，所以忍不住叨念幾句。確實，我在門診接觸到一部分發育不夠好的孩子，身體都是健康的，也很活潑聰明，還有功課很好的。從某些客觀的角度來看，他們都不是「病人」。但是也有一些成長數值被視為正常的孩子，他們後來被發現帶有遺傳疾病，有的還是罕見疾病。

預防勝於治療，我不想看到小朋友發生疾病才來求診，而是從預防的角度持續關切孩子的成長。像是有慢性疾病家族史的人，就必須要留意容易致病的因素，避免誘發疾病發生。美國好萊塢女星安潔麗娜裘莉，顧慮母親因乳癌而病逝，為避免遺傳基因帶來罹患癌症的高風險，決定切除乳房。這則轟動國際的新聞，雖是一個過度極端的例子，卻正好顯示遺傳對每個人的健康，預設了無法迴避的課題。而對於有遺傳病發的家庭來說，生病的成員，其實是整個家族的「貴人」，病人揭露不被知道的隱性遺傳基因，讓後續的家庭繁衍，可以透過基因檢測加以排除，擁有健康的新成員。

在健康中，避免疾病。從疾病中，尋求健康。我想分享的，包括行醫的所見所聞所感，還有一些醫學知識，優生與育兒的叮嚀，不過就是一名嘮叨絮語的醫師，所秉持的初心而已。

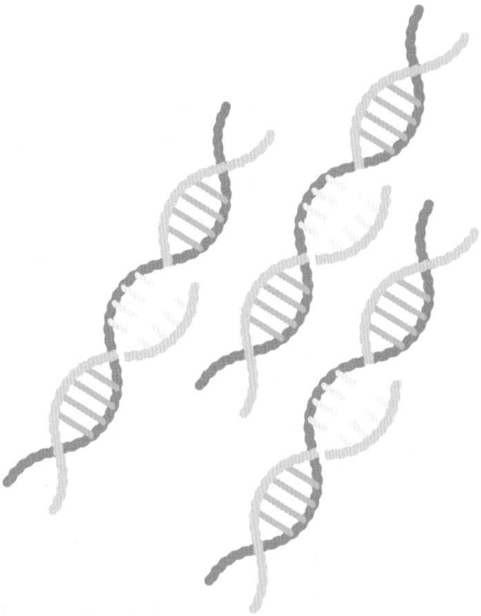

CHAPTER 1

藉助預防醫學，為優生鋪路

現代人生的少，更要把生育的品質顧好。婚前就要有優生概念，藉助遺傳諮詢等預防醫學，先一步趨吉避凶。

少子化、晚婚、不孕，既是社會課題，同時也是醫療保健課題。

現在的年輕人，由於生涯規畫或經濟考量以及各種因素，能找到合適的另一半，往往已經很費功夫，之後想要養兒育女，可能也非易事。我的門診就有婦產科轉介而來的夫妻，因為多次不明原因流產，前來尋求遺傳諮詢，他們無助的神情，總是驅使我積極想找出問題的根源。有的夫妻透過諮詢找出問題，進而喜獲寶寶；也有令人遺憾的例子，夫妻雙方的基因確實存在缺陷，無法孕育下一代。無論如何，找出一個答案，終究可以使人安定下來，知道下一步該何去何從。

近年，臺灣每年新生兒人數約二十萬上下，第一胎占半數，約十萬至十二萬人；第二胎不到四〇%，約七萬至八萬人；第三胎以上約一〇%，兩萬多人。在小兒科門診第一線的觀察，養育第三胎的家庭確實是愈來愈少見了。根據內政部戶政司統計，二〇一七年我國總生育率僅一．一三，排名全球第三低，僅次於新加坡（〇．八三）與澳門（〇．九五）。這裡所指的生育率，是指當年度十五歲到四十九歲育齡婦女生育子女數的平均數值。

非但少子化嚴重，國人不論結婚、生育，也都愈來愈晚。內政部發布的二〇一七年人口統計資料，國人平均初婚年齡，男性是三十二．四歲，女性三十歲。女性生育第一胎的平均年齡為三十．八歲，其中，三十五歲以上才生第一胎的比例達二一．三%，也就是每五名生育第一胎的婦女，就有一人是高齡產婦。回顧歷史數據，一九七六年時，婦女初婚年齡是二十三歲，到二〇一七年已延至三十歲。由於婦女生育年齡延後，也牽動後續生育的胎數。

晚婚與晚生，愈來愈普遍，使得「不孕」也成為一大課題。一個概括的數字，每五對夫妻，就有一對在求子路上遇到障礙。國民健康署的資料揭露，二〇一一年至二〇一六年，採取醫療技術進行人工生殖的比例逐年增加，經人工生殖出生的子女數，由每年五千四百多名嬰兒，增加到每年八千九百多名，佔當年度新生兒比率，由二．八％提高至四．三％。也就是每一千名新生兒中，有二十八名至四十三名寶寶的誕生，是靠人工生殖術所助。

年紀愈大，懷孕風險愈高，高齡產婦相對容易發生不孕、流產、早產、死產、高血壓、妊娠糖尿病等高危險妊娠合併症。高齡婦女孕育的寶寶，也容易在出生時體重較低，染色體異常，或有較高機率發生其他先天缺陷。採取人工生殖，除了需要經歷多重服藥以及取卵、胚胎植入等手術，隨著婦女年齡愈高，成功率愈低，花費不貲，還可能不止一次才能成功。

衛生署發表的二〇一六年人工生殖結果報告顯示，植入週期的懷孕率與活產率，三十四歲以下的婦女，都高於四十歲以上的婦女；三十四歲以下的懷孕率為五〇．九％，四十歲以上的懷孕率則降至二一．四％；三十四歲以下的活產率為四〇．

六%，四十歲以上則降至一〇・三%。植入胚胎後的自然流產率，自三十四歲以後，隨年齡而增加，四十歲以上的平均自然流產率為三七・九%（圖1）。

我並不是想拿數據嚇大家，而是想提醒：醫學再進步，也有不易解決的難題。正因為現代人生的少，更要把生育的品質顧好，生的少更要生得好。從婚前就要有優生概念，除了關注男女雙方的健康

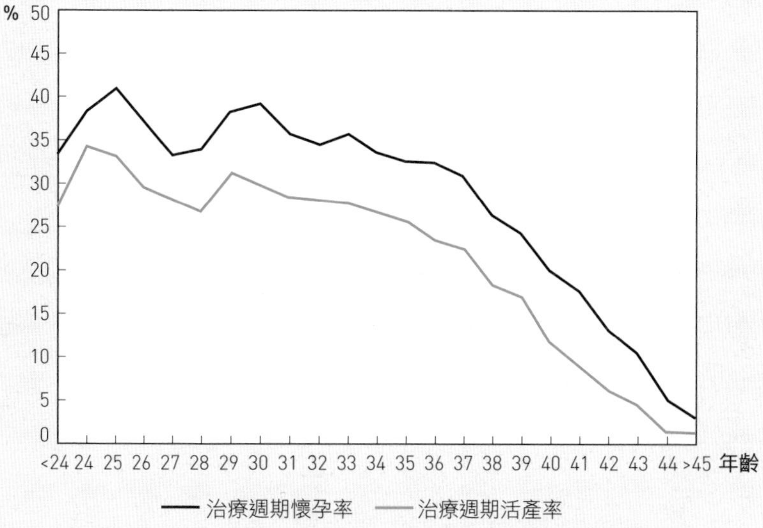

圖1 2016年我國接受人生受孕婦女年齡與活產率。

之外，也要了解雙方家族的遺傳基礎，採取孕前諮詢，先一步趨吉避凶。

懷孕到養育，步步為營

我是兒科醫師，也是三個男孩的母親，三次懷孕以及二十年養育孩子的經歷，和一般人沒有兩樣，同樣是從懷孕到養育，需要步步為營，很磨人。說句實話，我覺得當媽媽可比當醫師還累啊！

我和先生在醫學院讀書時就是班對，兩人一畢業就結婚，那時我們擔任住院醫師，工時長，每天吃飯、睡覺都不正常，很忙很累。當我得知自己懷孕時，初為人母自然是很高興。但那時工作需要值班，常常熬夜，壓力很大，根本沒有辦法充分休息，初期也沒有時間放緩腳步安胎。生老大時，我三十二歲，按現在的平均初孕年齡來看，算是晚生了，更刺激的是，我正好在值班時生產。當時懷孕三十五週，提早破水，寶寶生下來才兩千零九十八公克。在工作時發現自己破水，想到即將見到期待已久的寶貝，心情很興奮，可是一轉念，意識到小孩早於三十七週就出生，算是早產，罪惡感立即就湧上心頭。

胎兒於二十週至三十七週出生就算早產，身為小兒科醫師更清楚知道，早產兒的發育不夠成熟，也可能影響到智商。當我生第一胎竟是早產時，心情真是五味雜陳、憂喜交加。

由於早產關係，大兒子出生後就在保溫箱住了一個月，我坐月子四十個工作天，產後沒能很快和寶寶處在一起。雖然自己是小兒專科醫師，但當我面對自己的孩子是早產兒時，除了新手媽媽的生澀，也和一般人一樣，心中滿是擔憂、不安。

寶寶抱回家後，白天手忙腳亂，晚上也無法好好入眠。只要聽到一點聲響就會驚醒，伸手去摸摸看寶寶有沒有呼吸，整個人精神緊繃，疲累不堪。我跟先生說，整個晚上我就像在接受魔鬼訓練，不斷做著「仰臥起坐」，根本沒辦法睡覺啊！

休完產假，回到工作崗位，我把寶寶送回香港，由娘家幫忙照顧，夫妻倆只能在有限的休假時間，當空中飛人去探望小孩。孩子每回見到我就大哭，他不是因為想念我而哭，而是對這位不常出現的媽媽感到陌生。

隔一年，我懷了第二胎，工作仍然忙碌，且因第一胎早產的經驗，使得第二次懷孕的過程很容易緊張。在孕期四、五個月時，我常感到子宮收縮，只要一宮縮，我又更緊張，於是一有空檔，我就跑到婦產科求助，監測胎心音。

大約懷孕六個月時，我開始服用安胎藥，卻因此常感到頭暈不適，忍著、忍著，就這樣撐過三十七週。胎兒足月了，卻發現胎位不正，胎兒的頭沒有轉向下來。為了矯正胎位，我一回到家就跪趴著做膝胸臥式，無奈我怎麼努力，胎位也沒能調整過來，經過一番折騰，決定在三十八週剖腹生產。兩個孩子相差兩歲，先後都送到娘家，我和先生繼續在醫院裡奮鬥。如同許多雙薪家庭一樣，仰賴上一輩對年輕父母育兒的支持，讓我們能安心工作。

三十六歲懷第三胎時，我已經成為高齡產婦，按照常規的產前檢查，顯示胎兒患有唐氏症的機率為 1/800，算是很低的機率。依照醫學標準，若檢驗出的機率高於

1/100，才會建議產婦更進一步檢查。儘管我的醫學專業教我不必多慮，但在我自己看診的經驗中，接觸到一些異常的胎兒，使得我更加謹慎。為了不使心中罣礙，我選擇在懷孕十六週時，自費做了抽羊水的檢驗。當我得知檢驗結果顯示為正常，總算是放心了。

有前兩胎的經驗，我懷老三的時候就沒那麼緊張了，但是老天總是會給我們新的課題。前兩胎孕期都沒有的孕吐，竟然在我懷第三胎的時候強烈發作了，從剛懷孕就常噁心想吐，直到六個月後才稍停。那時先生忍不住調侃我：「終於讓你等到孕吐了！」因為我在前兩次懷孕期間，就常懷疑電視劇上演出孕婦作嘔的畫面是不是太誇張？怎麼都沒發生在自己身上？等到自己也像戲中演員一樣，動不動想吐，這才體認到，原來，再充分的醫學理論和知識，都無法預期每個人會發生的生理反應。即使是同一個人，處於不同時期，身體的狀態和懷孕後的體內變化，也不一樣啊。我是醫師，我有專業知識，但也無法完全預期懷孕後，寶寶和我會面臨哪些挑戰。

醫師的工作常常三餐不定時，又因為孕吐關係，我的飲食狀況和體重都不理想。

孕期六個月停止孕吐後，我更加重視營養的攝取，每天喝兩杯鮮奶，多吃魚類等優質蛋白質。透過正確的飲食養胎，讓老三足月生產，出生時體重也是三兄弟中最重的。

歷經老大早產，懷老二時吃藥安胎，老三則是孕吐糾纏，真是吃足苦頭。六年間，我一邊工作，一邊熬過懷孕、生產，忙碌的狀態不曾停歇。三個孩子都在娘家養到三歲才陸續回到臺灣。與孩子分開期間，娘家為了怕我們擔憂，對孩子的日常生活總是報喜不報憂。我記得有一次放假回娘家看孩子，發現小兒子眉間有道傷疤，才知道他摔倒碰傷了，當下心裡不免有些自責。孩子只是受點皮肉小傷，做父母的就難免心疼，更別說在行醫時，看到那些受到疾病所苦的孩子。

已為人母的我，更能體會家長為孩子焦慮痛苦的心情，所以我總希望把醫療推及到最前端的疾病預防。

遺傳是優生的基礎

俗話說「龍生龍、鳳生鳳，老鼠的孩子會打洞」。光從外表來看，親子間常有相貌神複製的例子；有人出生時長得像爸爸，長大後漸漸又有媽媽的模樣，還有人與祖父母或是甥舅長得相似，家族間兄弟姊妹常有著神似又各具特色的長相，就是血緣遺傳帶來的神奇聯繫。

人類透過血緣傳遞遺傳基因，從個人至親族，有共同的家族遺傳基因。整個大中華地區，也建構出種族間的共同遺傳基因和特屬體質。不同的體質，好發不同的疾病。放眼中外歷史，在社會階層鮮明的時代，王室貴族之間為了維持血統純正，往往近親婚配。中國古代的大戶人家，也時興表親通婚，親上加親。但是家族內相同基因愈多，就愈容易生出帶有遺傳疾病的下一代。

在民智未開的時代，那些因近親通婚導致孩子夭折的家族，常被視為受到詛咒。直到現代醫學研究出遺傳原理，揭露近親通婚的弊害。

最著名的遺傳疾病，是被稱為歐洲皇室病的血友病❶。十九世紀締造英國成為日不落帝國盛世的維多利亞女王，她與表哥阿爾貝特親王結婚，生下四子五女，擁有三十七名孫兒女。為擴張血統，維多利亞女王為所出的王子公主們挑選了德國、西班牙、希臘、挪威等國家的皇室及貴族聯姻，因此還被稱為「歐洲老祖母」。

血友病造成凝血功能異常，人體若有損傷時，出血時間較長，一點小傷就容易出血不止。除了基因突變外，血友病多為遺傳性的基因缺損，致病因子位於X染色體上，是性聯隱性遺傳，通常由帶因但不發病的母親傳給兒子。維多利亞女王並不知道自己身上帶有血友病的因子，當她的兒子被診斷出血友病時，她非常震驚。不只維多利亞女王的兒子因為遺傳血友病早逝，她的女兒也有遺傳給孫輩，造成病故。

維多利亞女王的家族，傳遞著血友病的哀傷，但是，其詳細的族譜也成為醫學進步後，可以追溯並研究出此病遺傳路徑的根據，對全人類的健康福祉貢獻很大。

正因為遺傳的影響大，基於優生學的原理，臺灣《民法》就規定，直系血親與姻親於五到六等親內，不得結婚。

我們民間對於男女婚嫁，有一個忌諱是「同姓不婚」，從遺傳醫學的角度來看，這是避免近親婚配的一種方法。因為同一個姓氏，在血緣上可能有所關聯，若同姓男女成婚，便可能增加遺傳疾病的機率。近年，隨著兩性平權的觀念，法令也順應修改，一對夫妻所生子女，可依意願選擇從父姓或從母姓；一個家庭中，同胞的兄弟姊妹，可能有的從父姓，有的從母姓，就連獨生子女也可能因為父母合意，從了母姓。因此，往後要從姓氏去分辨是否與另一半在祖籍血緣上有淵源，會變得較不容易。這是有意攜手成家的男女都該注意的，在婚育前，還是要多了解彼此，甚至自己與對方的「祖宗八代」。

❶ 血友病是一種遺傳性基因缺陷的疾病，會影響血液的凝血功能而使出血時間延長，幾乎專門發病於男性，並無種族或區域性的差別。常見血友病分為A、B型兩型，皆屬於性聯隱性遺傳疾病，基因位於X染色體上。隱性遺傳會發病，通常需要兩個受影響的基因皆存在，X染色體關聯的隱性疾病，會表現於只有一個X染色體的男性身上，女性因為有兩個X染色體，疾病特徵就不會表現出來，卻會帶因子遺傳給後代子女。若女性遺傳到兩個受影響的基因，就會顯現血友病的病徵，但這種情況極為少見。（資料來源：血友病防治及研究中心）

每個人身上的基因與世居地域相關，再加上各自婚配的對象，孕育下一代，產生配對變化。同種族的血緣，容易患某種遺傳疾病；跨種族的婚配，則能稀釋單一種族遺傳病的機率。簡單來說，混血兒得到同一種族遺傳疾病的機會將減少許多。

遺傳是如何運作的

遺傳到底是如何運作的？為什麼維多利亞女王自己沒有顯著的病症，卻帶給孩子血友病呢？為什麼不是每個子孫都發病呢？

首先，來復習一點生物課。人類生命的起源來自父親的精細胞與母親卵細胞，結合成為受精卵。這個幸運的受精卵，經過十個月的孕育，進行著神奇的細胞分裂與組合，逐漸長成一個胎兒。在細胞中，由染色體搭載著遺傳基因，隨著細胞不斷的分裂與組合，把父母親血緣中的遺傳訊息擴散出去。

染色體像是一個行動倉庫，帶著人類遺傳訊息的基因，就儲存在染色體這個行動倉庫裡。只有在進行細胞分裂時，染色體才會形成。借用前輩林炫沛醫師的著作《認識小兒先天性疾病》中的說明：「基因是人體最重要的遺傳物質，它的組成單位為DNA（去氧核醣核酸）。」「人類細胞共有三萬五千對基因，隨意但有一定順序，且頗均勻的儲存在二十三對染色體內，每條染色體皆含有豐富的基因訊息，個子大的染色體，基因含量較多，個子小的染色體，基因含量較少。」

每個完整的基因，含有數千到數百萬個鹼基配對。具遺傳資訊的基因，只占DNA序列的一．四％。也就是說，基因和基因組合中，存在著不具意義的DNA分布。

我們身上有二十三對共四十六條染色體，從父親與母親身上得來各半，其中的二十二對染色體稱為體染色體，一對稱為性染色體。男性的性染色體為XY，女性為XX（圖2）。一個受精卵會成為男寶寶還是女寶寶，取決於他或她得到來自父親的性染色體究竟是X還是Y。

染色體承載著數萬個基因，每個基因各有功能，若基因發生缺陷或斷裂，就可能造成先天疾病，或後天的一些過敏、營養吸收、成長發育等問題。醫學研究發現，人體內這麼多的基因，並不是每個都正常，每個人身上的基因多少都有些是「不正常」

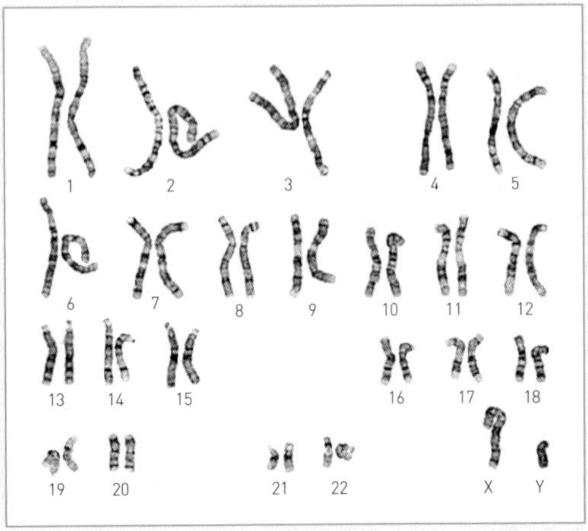

男性 XY 染色體圖

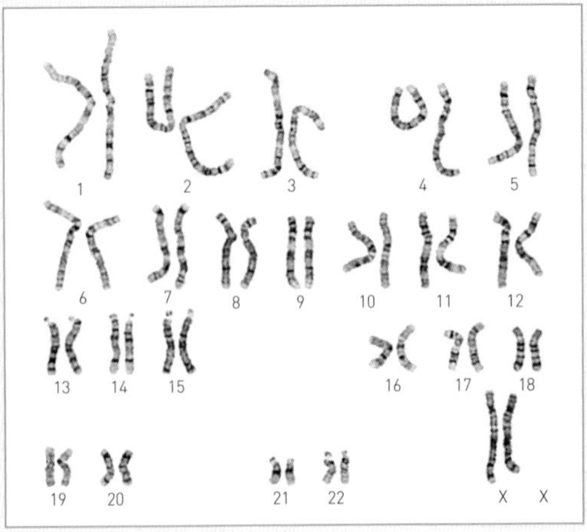

女性 XX 染色體圖

圖 2 X 染色體較大，搭載訊息多，Y 染色體小，訊息量相對少。

圖片提供／馬偕醫學院林炫沛教授

的，這裡所說的「不正常」，其實是胚胎發育過程中正常的變異，但這些不正常的基因本身是不具功能的，所以沒使人產生所謂的疾病。具有先天性疾病的人體，是因為他身上產生缺陷的基因具備某種功能，而這個功能因為基因缺損而有故障。

為什麼同一對父母所生，卻不一定每個孩子都會得到遺傳疾病呢？

這是因為來自父母親的基因，可分為顯性與隱性，在子女身上所配對的基因組合不同，就會顯示出不同的生物特徵。只要顯性基因存在該組合中，下一代就會表現出顯性的特徵，該病為顯性遺傳疾病，若父母任一方帶因，每一胎皆有二分之一的機率得病。該病若為隱性遺傳疾病，則父母皆帶因時，每一胎皆有四分之一機率得病。近親通婚較常發生隱性遺傳疾病（體染色體顯性遺傳與隱性遺傳，見第32頁，圖3）。

打個比方，顯性基因可視為強勢基因，隱性基因則視為弱勢基因，當基因組合中有一個強勢的顯性基因和一個弱勢的隱性基因時，這個生物特徵就會表現出強勢的顯性基因。當基因組合為兩個弱勢的隱性基因時，生物特徵就會表現隱性基因。

如果缺陷基因位於母親的性染色體上，儘管所生的女兒也有機會接受遺傳因子，

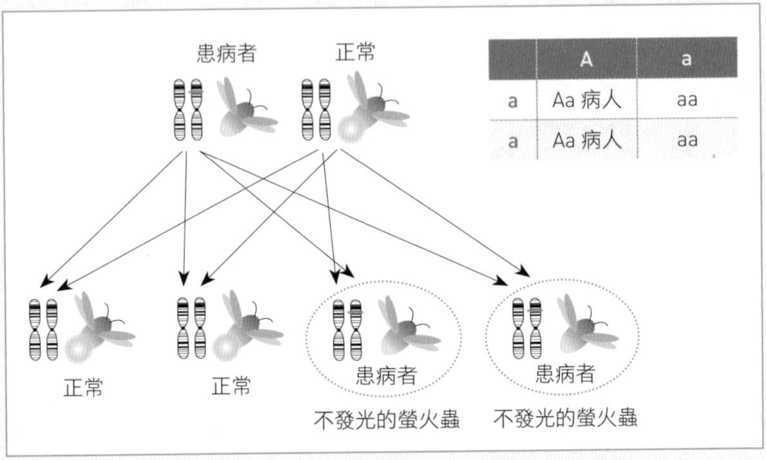

	A	a
a	Aa 病人	aa
a	Aa 病人	aa

顯性遺傳疾病，父母任一方帶因，則每胎有 1/2 機率得病。

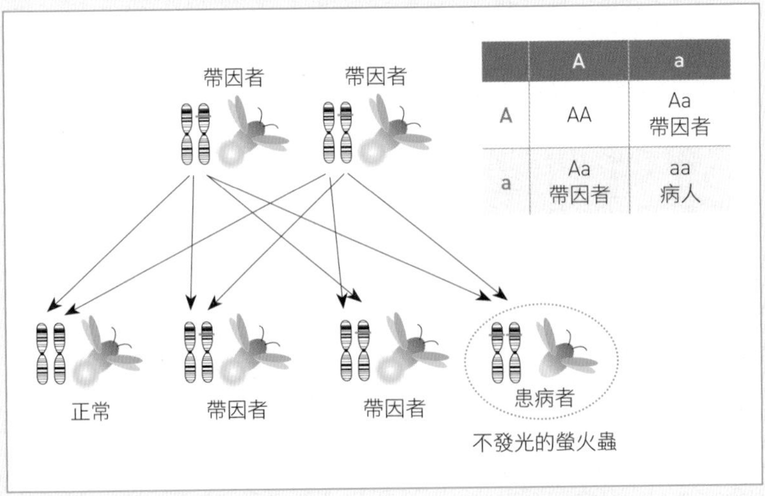

	A	a
A	AA	Aa 帶因者
a	Aa 帶因者	aa 病人

隱性遺傳疾病，父母皆帶因，則每胎有 1/4 機率得病。

圖3 從體染色體是顯性遺傳還是隱性遺傳，可推算下一代的得病機率。

資料來源／國民健康署

但不會發病；若生下兒子，就會因此生病，這種遺傳型態就稱為性聯遺傳。維多利亞女王傳下來的血友病，就是性聯遺傳疾病（圖4）。

因此，婚前諮詢很重要。透過婚前遺傳諮詢，可以事先了解男女雙方家族有哪些遺傳基因，以及雙方共同孕育下一代，會有哪些可避免或不可避免的風險。

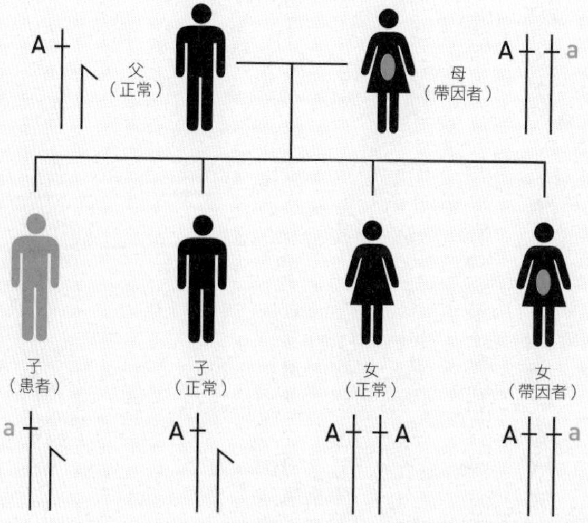

圖4 X染色體性聯隱性遺傳。

資料來源／國民健康署

CHAPTER 2

多數遺傳疾病，可以篩檢與預防

婚前、孕前、產前，三階段該做的優生保健檢查切勿遺漏，可以大幅降低遺傳疾病的風險。

現在年輕人談感情，早就跳脫「門當戶對」的約制，只要兩情相悅，毋需在意對方的出身背景。不過，婚姻確實不僅是兩個人的事，也是兩家人的事。別的不說，就說傳宗接代的生育大事，從遺傳學的角度，夫妻雙方的上下直系血親，旁系的叔伯姑姨，自己的兄弟姊妹，甚至兄弟姊妹所生的孩子，都和小倆口的生兒育女關係密切。

掌握遺傳疾病的關鍵，在於詳盡的家譜。完整的家譜，最好涵蓋夫妻雙方至少三代的家族全員，包括年齡、健康狀況、有無疾病；以及家族成員中，是否在生育子女時，曾有流產或夭折的情形。親族的健康狀況，可做為診斷遺傳疾病、分析遺傳風險、預防遺傳疾病的參考依據（圖1）。

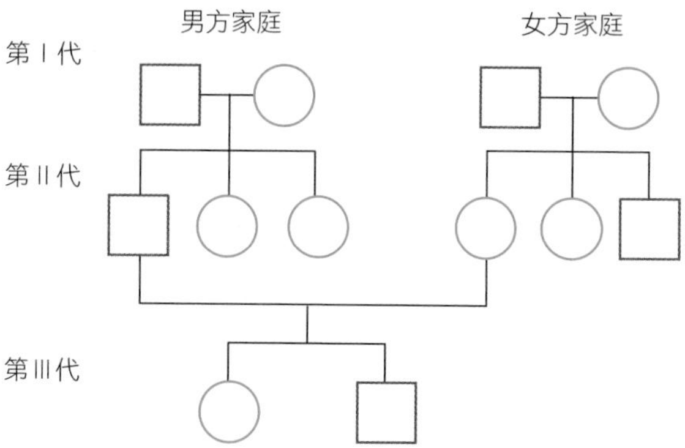

圖例說明：方形為男性，圓形為女性；本圖為男女婚配後之三代家譜表，讀者可按此範例自行繪製自己的家譜表。

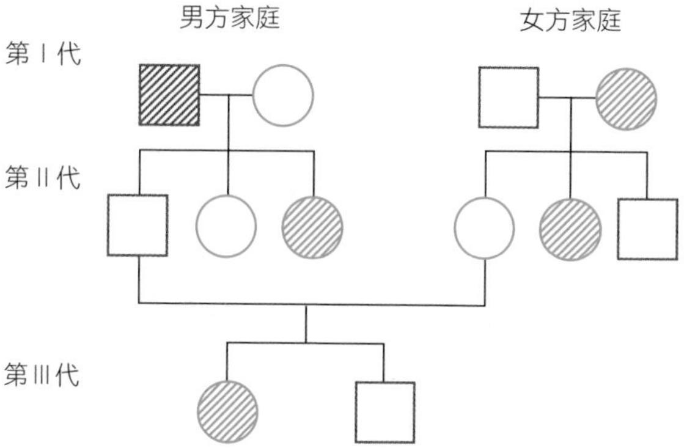

圖1 家族圖譜範例，斜線表示該成員患病。

以我自己為例，大學時候從香港來臺求學。我的另一半是泰國華僑，同樣是大學時來臺就讀醫學院，兩人學成後便在臺灣生根落戶，共組家庭。因為兩人的故鄉分別在海外兩處，沒什麼機會認識對方的家人，在婚前，我曾獲邀去泰國參加先生二哥的婚禮，才見到較多男方親戚。我們在婚前確知雙方家族無人患有遺傳疾病，兩人也沒有常見的海洋性貧血❶。

婚前健康檢查，梳理家族健康圖譜

「千金難買早知道。」有情人將成眷屬之前，兩人最好能夠進行婚前健康檢查，一來了解自身的健康狀況，二來可以篩檢出雙方家庭可能潛藏的遺傳疾病，這是對彼此最實質的承諾與保障。如果發現問題，還能透過遺傳諮詢的協助，尋求醫學的解決方案。有些醫院有提供較完整的成套檢查，可供選擇（見第58頁，表1）。

婚前健康檢查，除了一般常規的內科健檢項目外，健檢表格內容還包含個人基本資料、生活習慣、特殊病史、身心狀況、各器官系統檢查，以及家譜表、家族病史。經分析個人與家族健康狀況後，視個人情況，建議進行其他檢查；例如遺傳疾病檢查、感染性疾病檢查、精神疾病檢查。健檢報告出爐後，醫院將提供建議，或視需要轉介各科進行相應的醫療。

透過婚前健康檢查以及婚前遺傳咨詢，能充分檢視家族的健康圖譜；有時，難免有殘酷的現實必須面對。

❶ 海洋性貧血又稱為「地中海型貧血」，是隱性遺傳的血液疾病，患者紅血球內的血紅素發生問題，分為α（阿爾法）、β（貝它）兩大類。每個人身上有四個α基因及兩個β基因；當α基因發生問題時，就會使α血紅蛋白鏈製造減少，所造成的貧血稱為「α型海洋性貧血」。當β基因發生問題時，就會使β血紅蛋白鏈製造減少，所造成的貧血稱為「β型海洋性貧血」。由於帶因者本身不發病，與一般人無異，夫妻透過孕前血液檢查，可以避免下一代發生疾病。（資料來源：臺灣海洋性貧血協會）

曾經有一對論及婚嫁的情侶來我的門診做遺傳諮詢，追查結果發現女方有隱性遺傳疾病的因子。

這對情侶求診原因是女方的弟弟有智能障礙，男方父母擔心是遺傳因素所致，所以小倆口前來諮詢。由於女方的舅舅也是智能障礙者，我透過繪製女方家庭的家譜與親人健康狀況表，推論出若為遺傳因素，屬於 X-linking 性聯遺傳（母系遺傳給男孩），也就是母親遺傳給下一代，只有兒子會發病。

之後，也請女方弟弟來到門診，證實性聯遺傳的推論成立，女方媽媽帶有致使智能障礙的隱性基因。女方的爸爸家族，並未有相同的疾病患者，因此，可推算女方有二分之一的機率身上有和母親相同的隱性基因。若女兒也帶因，婚後懷男寶寶時，會有一半的機率有智能障礙問題，最好孕前可做基因檢測（檢測是否為染色體脆折症帶因者，圖 2）。

這個婚前諮詢的案例，發現女方有遺傳疾病的疑慮。雖然女方家族帶因的結果使人遺憾，但受惠於生殖醫學的發展，仍有避免不良遺傳的方法。首先，可透過基因檢查，確認女方是否為帶因者，若為帶因者，則適用人工生殖法法規，將來想懷孕，可選擇胚胎著床前基因診斷技術（簡稱PGD），搭配試管嬰兒胚胎植入，挑選出正常的染色體與不帶家族遺傳因子的胚胎，再植入子宮，就能生出健康的寶寶。

把預防做在最前端，可以避免遺憾，也是達到優生的最好方案。除了婚前健康檢查，也有孕前做諮詢的需求。門診常見有幾種情況會來諮詢，包括曾有懷孕流產或死胎的經驗；或者前幾胎的孩子出生後才發現遺傳疾

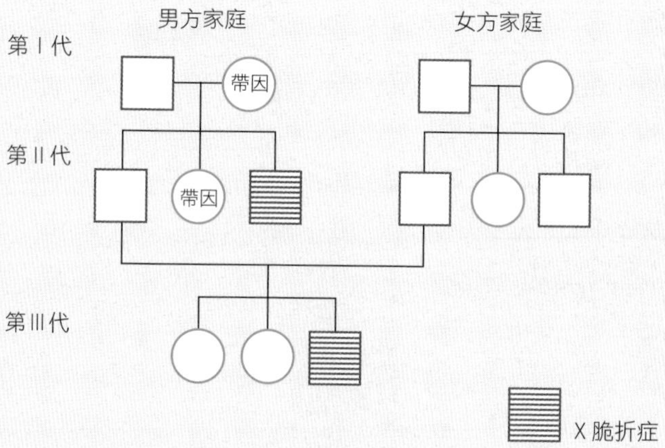

第三代兩名女兒須做基因檢測，若帶因，日後可做產前診斷，避免生下病兒。

圖 2 X 染色體脆折症圖例。

病；也有婚後或懷孕前得知家族內有疑似遺傳疾病的成員。

孕期遺傳諮詢，擺脫隱性疾病陰影

我還記得一個案例，是一對懷了第三胎的夫妻前來諮詢。那位太太三十三歲，正懷著第三胎，九週大。她前兩胎生了男孩，都很健康。之所以由婦產科轉介來看診，是因為先前對孕前優生沒有概念，這次懷上第三胎，想起丈夫有一名表妹是白化症❷，夫妻倆擔心是否有遺傳基因的可能。

根據這對夫婦提供的資訊繪製出家譜：丈夫的姑姑生有兩名女兒，其中一名為白化症。為了回溯直系血親的遺傳，經詢問，丈夫的父親，同胞共五位兄弟姊妹，都沒有外顯的白化症。也就是生下白化症女兒的姑姑本人，以及其手足皆無外顯白化症。

在丈夫這一輩，同胞有一位哥哥，所生的孩子也沒有白化症。妻子這一方，父母皆正常，她身為長女，下有兩位弟弟也無白化症。因為白化症多數為隱性遺傳，推算父母皆無帶因，因此下一代也不會有白化症。

白化症屬隱性遺傳，必須父母雙方同時帶有此基因，才會生出白化症的下一代。我按理推測，男方姑姑與姑丈都帶有白化症基因，才生出白化症的女兒。往上推論，男方的祖父母帶有此基因，公公（男方父親）有四分之一的機率，可能帶有白化症基因。因此公公所出的下一代，每一胎也有四分之一的機會為白化症。

男方與大哥沒有都沒有白化症，不代表公公不帶此基因，而是兄弟倆恰好沒有遺傳到。大哥的孩子都正常，顯示嫂嫂不具此基因。求診的孕婦，家族中沒有白化症成員，可推論沒有帶因，她的下一代應該不會有，於是就不需要擔心第三胎有白化症。

❷ 白化症為隱性遺傳，發生率約為兩萬分之一。當父母親各帶有此一因子，所育的每一胎不分性別，皆有四分之一機率獲得遺傳。白化症不影響智力，病因是缺少在色素細胞中製造出來的黑色素。此症又分為兩型，髮色為白或淺黃色，眼珠則呈紅色或藍色。眼睛懼光或視力不良，眼睛與皮膚皆需要加強防曬，避免病變。（資料來源：罕見疾病基金會）

這位孕婦，年齡未滿三十五歲，不是高齡產婦，只需要按時接受常規的產檢項目即可。萬一，這位孕婦家族發現有白化症，就必須做遺傳檢測。必須留意的是，由於父系帶有白化症基因，日後這對夫妻的兒女，結婚與孕育下一代時，就有必要接受白化症的基因檢測。

人體中與白化症相關的基因多達十個，通常是家族中出現白化症案例，才能經過檢驗找出是哪一個基因的問題，並有助家族親友針對特定基因檢測是否帶因。若家族中尚未出現白化症案例，一般人通常不會在孕前針對白化症做基因檢測。

遺傳諮詢是針對家族病史做遺傳疾病的推斷，在不構成遺傳的前提下，如果這名孕婦生出白化症的下一代，那就是基因突變的結果。在此，有一個很重要的觀念必須強調：所有人發生基因突變的機率相同，而基因突變也無法靠孕前事先篩檢就能得知。

白化症是隱性遺傳，近親通婚的家族，發生率會偏高，但實際上大多數的白化症都是遺傳自無血緣關係，外顯正常卻帶有隱性遺傳基因的父母親。白化症主要會造成視力問題，並不影響智能，但是，在寶寶出生之前，帶因的父母親並不會知道自己是帶因者，很多家長都是在產房與新生寶寶初見面時，才見到孩子是白化症，當下的心理衝擊往往十分強烈。

如果在懷孕過程中，發現胎兒可能有部分外觀異常，例如唇顎裂❸，但此症不影響智力和壽命，那麼，從醫學角度評估，並不會建議孕婦終止妊娠。

血緣是代代相傳的事，每個人身上帶有的基因，也是許多疾病能追本溯源的依據。一個家族經過繁衍，開枝散葉，基因的影響力牢牢牽繫著彼此。現代人的婚育，愈來愈呈現個人化的趨勢，但是下一代的健康，卻無法忽視男女雙方家族的遺傳效應。若要優生，還是得對彼此的家庭成員與健康狀況有所了解。

❸ 唇顎裂（俗稱兔唇）屬顏面發育缺陷的一種，只需及早接受包括整形外科、語言治療等身心整體醫療照顧，就能康復。人類唇胚胎早期發育時，嘴唇是由兩側組織逐漸往身體中線連結發展，連結過程出差錯，就會發生裂縫。發生在上唇，稱為唇裂；若裂縫延伸至口內硬顎或更內部的軟顎部位，稱為唇顎裂；僅口腔內之上顎或軟顎裂開而外表正常，則稱為顎裂。致病原因包括遺傳因素以及環境因素。環境因素包括病毒感染，如德國麻疹；或服用抗癌、抗癲癇、類固醇等藥物。臺灣每年約有三百至四百名新增病例。（資料來源：財團法人羅慧夫顱顏基金會）

推算四等親內疾病，降低風險

遺傳諮詢需要透過詢問男女雙方兩個家族四等親內的成員，有沒有發生過遺傳疾病，包括已確定的遺傳疾病，或未確定的疾病。從兩大家族的成員健康狀況，推論孕中胎兒罹患遺傳疾病的可能性。

進行遺傳諮詢時，會透過問診，針對四等親內家屬的健康狀況，加以詢問國人常見的遺傳疾病，並據此填製家譜與表單，也會抽血進行一些常見遺傳疾病篩檢（圖3）。例如，臺灣有六％人口為海洋性貧血帶因者，遺傳諮詢時為「必考題」。該症又分為兩型，如果家族中父母各代都為不同型，那麼就不易在下一代形成重症病例。

前來諮詢的個案，狀況不盡相同，例如，有的是已知自己家族有罕見疾病，那麼此時諮詢的重點，就會關切另一方是否也帶有同樣的致病基因。例如上有兄長，下有弟妹，他們是否生育？下一代有沒有疾病？每一對夫婦的組合狀況都不一樣。遺傳諮詢也是兩個家族的遺傳諮詢，對於該種族與該地區常見的遺傳疾病加以詢問，例如，臺灣常見的海洋性貧血以及蠶豆症。

和婚前諮詢相比，孕前諮詢往往更具目標性。孕前諮詢常見幾種情況，包括：沒有做婚前檢查，也不清楚家族疾病史；已經生了一胎有問題的孩子，擔心重蹈覆轍；已經懷孕了，才知道家族表親有疾病；結婚三、五年，卻無法成功懷孕；曾經流產，流產的原因可能與遺傳疾病有關；曾經生育，但孩子出生後夭折，為了平安孕育下一胎，需要諮詢。

如果是已知家族有疾病者，可以直接進行基因檢查，找出可能的遺傳原

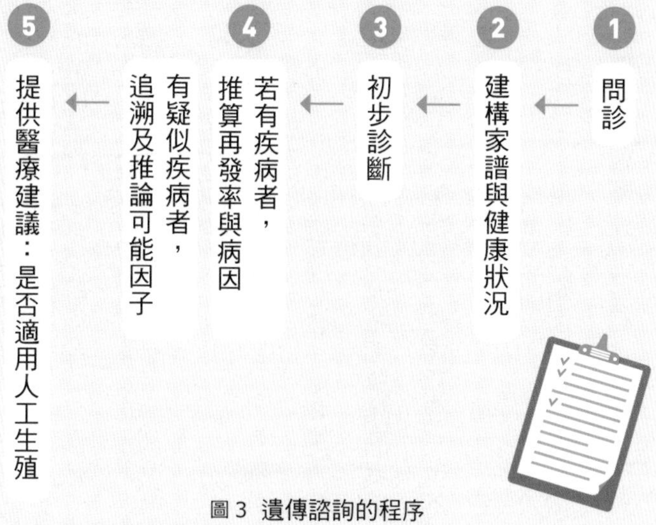

圖 3 遺傳諮詢的程序

因。如果發現這對夫婦身上都帶有致病基因的話，即符合人工生殖法的條件，可尋求生殖醫學的技術幫助孕育健康的下一代。

在婚前或懷孕前，就先做健康檢查以及完成遺傳諮詢，當然是最好的。但是，也有不少人，在婚前和孕前都不覺得有問題，可是懷孕過程中，因產檢被告知胎兒可能有某種疾病，也會需要進行遺傳諮詢。

其實，多數情況是，夫妻都不知道事先做遺傳諮詢的優點與重要性，大部分的人，都是因為懷孕後接受定期產檢，經婦產科醫師問診，才突然想起，「我記得我哥哥的小孩生下來，少一隻手」、「有個堂兄弟好像是唐氏症」……。諸如此類的案例，聽來好像有點誇張，但為數還真不少，因為多數人並不清楚親戚的生育狀況，也不清楚這是可以及早發現遺傳疾病的重要線索。

因此我只好一再苦口婆心的提醒：「想要確保優生，最好在婚前、孕前就做遺傳諮詢。」遺傳諮詢該怎麼掛門診呢？大部分醫療院所都附屬在婦產科，醫學中心設有遺傳諮詢門診，一般婦產科診所則不一定具備遺傳諮詢的專科。

遺傳諮詢能提供家族遺傳問題的推論與建構，一旦發現遺傳疾病問題，則會協助當事人找出致病原因，並讓當事人知道，若不幸罹患病症，可以尋求哪些治療，預後狀況如何，以及相關病症有哪些支援機構與社會資源。

哪些人需要遺傳諮詢

- ☐ 有意成家育兒的未婚男女或已婚夫婦
- ☐ 高齡產婦
- ☐ 曾生育先天性異常兒
- ☐ 曾有多次流產或死胎經驗
- ☐ 懷孕期間曾暴露於可能致畸胎因素下
- ☐ 近親通婚
- ☐ 不孕
- ☐ 夫妻任一方為平衡性轉位型染色體異常帶因者
- ☐ 產檢發現胎兒有先天性異常，或自發性平衡性染色體轉位
- ☐ 家族史中，有先天性畸形、智能發展遲緩、染色體或遺傳疾病、先天性代謝異常、第二性徵發育遲緩、先天性聾啞或聽障、神經肌肉疾病、精神疾病、多基因遺傳病如糖尿病，神經管缺損等。

防治遺傳疾病，產前檢查不可少

很多懷孕媽媽，歷經孕期各種身心變化，以及各階段產前檢查，心情不免忐忑。各種產檢技術推陳出新，也會讓人困擾，究竟產檢該不該另外自費「做到滿」？

我的建議是，如果排除檢查費用的經濟考量，準爸媽不妨以保險的概念去設想每項檢查的必要性，風險愈高的，愈需要預防。如果沒有家族病史，或自身不是高風險族群，那麼就不需要過度憂慮機率低於一般的罕見疾病風險。

目前國民健康署補助每位孕婦十次產前檢查、兩次產前衛教指導服務、一次超音波檢查、一次乙型鏈球菌篩檢。對於三十四歲以上的孕婦，為防治遺傳性疾病，若是本人或配偶罹患或家族有遺傳性疾病、曾生育過異常兒、血清篩檢疑似染色體異常之危險機率大於 1/270 者、經超音波篩檢胎兒可能有異常者、胎兒疑似基因疾病等，國民健康署也對產前遺傳診斷提供補助。

懷孕婦女會在胎兒滿七週時，領到政府發給的《媽媽手冊》。從領到《媽媽手冊》開始，手冊中所記載的產檢注意事項，就開始傳遞攸關遺傳的訊息（等寶寶出生後，政府會發給家長《寶寶手冊》，關注孩子是否健康發展，提供可疑疾病的重要資訊）。此時寶寶已經開始有了心跳，按照手冊上的時間，在胎兒各個發育階段，媽媽需要接受血液、尿液、超音波、以及B型肝炎等檢查（表2，第59頁）。婦產科醫師也會按超音波所測得寶寶的頭圍與大腿骨尺寸，推估出寶寶的重量；一旦發現發育遲緩或者重要器官有所缺失，就會轉介遺傳科醫師，進行遺傳諮詢。

除了健保規範的例行性產檢之外，民眾考在量需要進行哪些自費項目檢查時，應優先篩檢患病機率高的疾病。例如，如果孕婦本身有肝炎，那麼罹癌機率就相對高，若沒有肝炎，那麼罹癌機率就和一般人一樣。以家族內是否有相關病例做為挑選檢查項目時的參考。又例如，家中已知有海洋型貧血的成員，就該斟酌是否夫妻一起接受進一步檢查，以推斷胎兒健康狀況。

每個地區常見的遺傳疾病不同，例如在臺灣常見的蠶豆症，在美國就不是常見的遺傳疾病，臺灣新生兒篩檢所列的疾病就是本地常見的遺傳疾病。臺灣常見的新生兒遺傳疾病，包括海洋性貧血、脊髓性肌肉萎縮症（SMA）、唐氏症等。

海洋性貧血：國民健康署建議孕婦應於懷孕第十二週前做第一次產檢，檢查含血液常規檢查，其中如「平均紅血球體積（MCV）」屬於較小（≦80 fl）者，經醫師診斷疑似為海洋性貧血者，就會安排準爸爸接受血液常規檢查，如「平均紅血球體積（MCV）」也同樣≦80 fl，醫師將進一步安排夫妻兩人接受後續抽血，進行帶因者檢查。

海洋性貧血分為 α、β（又稱甲、乙）兩型，若夫妻為同型帶因者，就有四分之一的機率生育出重型海洋性貧血的下一代，因此，胎兒須接受此症的產前遺傳診斷。由於重型海洋性貧血者需終身輸血或接受骨髓移植，才能維持生命，對患者與其家庭都會造成造成身心與經濟重擔❹。

脊髓性肌肉萎縮症：根據統計，臺灣人口的 SMA 帶因率約二%～四%，新生兒發病率大約是六千分之一到萬分之一。脊髓性肌肉萎縮症（SMA）屬於體染色體隱性遺傳疾病，是因脊髓的角運動神經元逐漸退化，造成肌肉逐漸軟弱無力且萎縮的一種疾病❺。

✿**唐氏症**：婦女年滿三十五歲懷孕，為法定的高齡產婦，部分疾病如唐氏症❻，與高齡孕母有關，因此可以考慮加做自費產檢「母血唐氏症篩檢」。母血唐氏症篩檢，依孕期可分為兩種，第一孕期（11～14週）以超音波檢查胎兒頸部透明帶和鼻樑骨，並抽取孕婦血液進行血清標誌分析，這項檢查可檢出八二%～八七%的唐氏兒；第二孕期（15～20週）母血唐氏症篩檢，則以抽取孕婦血液進行血清標誌分析，這項檢查可檢出六〇%～八三%的唐氏兒。

---

❹為防治重型海洋性貧血並減輕民眾經濟負擔，政府針對符合資格者提供部分檢驗費用補助。若胎兒需進行遺傳諮詢診斷，也有相關補助檢驗辦法（詳情可查詢衛福部國民健康署網站）。

❺脊髓性肌肉萎縮症患病者智力發展正常，但發病年齡從出生到成年階段都有可能，依嚴重程度分為輕、中、重度三型。重度者可能一出生就因肌肉無力而呼吸衰竭死亡，或者兩歲內發病離世。目前尚無具體治療方法，僅能施以物理治療與呼吸照護減緩併發症。

❻唐氏症為第二十一對染色體因故多了一條染色體。95%的唐氏症屬於三染色體症，係父母的生殖細胞在形成過程中，第二十一對染色體偶然出現無分離現象，有些精子或卵子因此多帶或少帶了一條的第二十一對染色體，多帶一條的生殖細胞和正常生殖細胞結合，胚胎的第二十一對染色體就會有三條，導致唐氏症。超過三十歲的產婦約有1/800的機會生下唐寶寶，超過四十五歲的產婦生下唐寶寶的機率提高到1/25。（資料來源：唐氏症基金會）

若母血篩檢唐氏症結果為高危險群，或曾生育有先天性異常胎兒與家族史的孕婦，可以在懷孕十六週之後，進行羊膜穿刺檢查。羊膜穿刺檢查方式為醫生在超音波導引下，以細長針穿過孕婦肚皮及子宮壁，抽取出少許羊水，經由羊水細胞檢測染色體組成是否有異。這項檢查為侵入性，準確度高達九九．九％，儘管臺灣做這項檢查的技術已很成熟，但這類侵入性的檢驗仍有〇．一％～一％致流產的風險。

另有一種非侵入性胎兒染色體檢測，是最新的胎兒染色體篩檢技術，不似羊膜穿刺術具侵入性，只要直接抽取孕婦的血液，分析孕婦血液中游離的胎兒染色體，就能精準篩檢出包括唐氏症、巴陶氏症、愛德華氏症、透納氏症和克氏症候群等疾病。

透過婚前、孕前、產前檢查以及遺傳諮詢，可以相當程度避免生下有這些罕見疾病的孩子，但也不需因為過度焦慮而做不必要的檢查。許多孕婦面對自費產檢時，只要得知某種疾病會產生重症，常常就會焦慮得不知該如何選擇。此時，不妨參考遺傳科醫師以家族史分析做為依據，把夫妻雙方至少三代的成員列出，一一追溯每位家人是否患有疾病，如果都沒有，那麼就不需要過度緊張。新生兒的先天疾病與異常，除了遺傳因素之外，也有基因突變的可能，然而基因突變的機率是不特定的，所有人機率都一樣。從醫師的角度，並不鼓勵過度檢查。

如果是曾有不只一次流產或終止妊娠的孕婦，可以考慮額外做一些自費產檢。

我的門診曾來了一位懷過三胎的媽媽，很不幸的，這三胎寶寶都在懷孕十幾週時，被發現為無腦，只能終止妊娠。像這樣的案例，非常可能是遺傳問題，必須儘快找出是哪種基因問題，是否夫妻雙方都有肇致疾病的因子，或者是哪一種基因突變？唯有找出問題的根源，才能採取基因篩檢，搭配人工生殖術，讓媽媽能生下健康的寶寶。

基因的命運，有理性也有感性。如果一個人身上帶有致病的基因，舉隱性遺傳為例，這個基因在此人身上並沒有發病，但當他結婚成家，恰好遇到帶有同一個隱性致病基因的另一伴，兩人所孕育的下一代，每一胎就有四分之一的機率生出這種隱形遺傳疾病的孩子。當婚配的對象不同，錯開了同一個致病基因，就不會發生遺傳問題，這就是緣分吧。

遺傳大哉問

智商是遺傳自爸爸，還是媽媽？

中國有句俗諺，虎父無犬子；西諺則是 Like father like son。從遺傳醫學來看，真的是如此嗎？

從基因遺傳的邏輯來說，決定寶寶性別的基因，由性染色體X與Y組成，男寶寶為XY，女寶寶為XX；爸爸媽媽各出一半，也就是男寶寶的X基因來媽媽、Y來自爸爸，女寶寶從父母各得到一個X。而從人類染色體圖譜來看，第二十三對性染色體中，男生XY的Y相較顯得個頭小，X染色體則個頭大很多；女生的XX染色體則大小差不多。而攸關智商與身高等基因，都位於X染色體上。

染色體承載著基因，愈大的染色體載著較多數量的基因。從染色體的「體型」來看，X比Y載著數目較多的基因，研究也顯示X染色體帶有近千個基因，Y染色體帶的基因少，其功能也較無關緊要。

因此，父母雙方對帶有兩個XX染色體的女孩，遺傳影響力相對不分軒輊；若是男孩，則受到來自母親的X染色體遺傳影響多出許多。所以，「虎父無犬子」這句話或許沒錯，但相對的，「虎母無犬子」則是具有遺傳醫學的基礎，千真萬確。

母系遺傳對兒子的影響力大，打個有趣的比方，女性在選擇伴侶時，從男友身上就可以推斷準婆婆的樣貌。如果你覺得自己的男友很優秀，那麼男友的媽媽肯定不馬虎。奶奶覺得自己的兒子聰明，可以感到自豪，若孫子聰明，那就要感謝媳婦了。

醫界研究人類的智商到底是由哪些基因所決定，也探討了父母雙方誰的影響力大。有一項以老鼠做實驗的研究指出，在母系的性染色體X上發現了智商基因，父系的Y染色體則沒有。老鼠的腦部皮質層發現了母系的基因，父系基因則分處腦部皮質的邊緣。這個研究也實際調查一群人，因此對照出，母親對智商的影響力很大。

由於智商被歸類為可被訓練的，這項實驗也指出遺傳只約佔四〇%～六〇%，後天的親子關係也會影響腦部海馬迴功能；海馬迴是控制記憶、學習、壓力回應的區域。父親的遺傳，則可能影響人的直覺洞察力與情緒。

其他研究也探討智商基因不只位於單一個染色體，還有許多未知等待被發掘。事實上，子女是父母親的遺傳經過多重組合而來，卻絕對不是一加一再除以二的結果。

換個方式比喻，Y染色體很像包花瓶的包裝紙，決定了性別。而IQ基因多數來自X染色體，X染色體上也被發現具有很多重要基因；如果是X-linking的遺傳疾病，患病的是男性，就是來自於母親。如果有家族病史，又都發生在男性身上，那麼線索就在媽媽身上，要從媽媽身上去追溯。

表 1　婚前健康檢查套組

檢查項目		臨床上可提供參考之意義	男	女
尿液檢驗	尿液例行檢查、尿沉渣檢查	肝、膽、腎、泌尿道疾病及糖尿病等初步篩檢	◎	◎
糞便檢驗	糞便潛血（FOBT 免疫法）	檢查腸胃道有無出血、腫瘤等之初步篩檢	◎	◎
血液常規檢查	血液常規檢查 CBC	紅血球、白血球、貧血及血液凝固功能評估	◎	◎
	血球分類檢查（WBC Differential Count）	發炎或細菌感染，白血病或其他造血疾病評估	◎	◎
血型分析	血型測定 A、B、AB、O	檢驗 A、B、O、AB 血型及 RH 因子	◎	◎
	血型測定 RH 型檢查		◎	◎
肝功能	SGOT、SGPT	1. 檢測肝膽功能或結締組織發炎狀況 2. 肝臟營養、免疫狀況評估	◎	◎
	白蛋白（Albumin）		◎	◎
	球蛋白（Globulin）		◎	◎
腎功能	尿素氮、肌酸酐	腎臟功能障礙評估	◎	◎
	尿酸（痛風篩檢）	痛風疾病評估	◎	◎
甲狀腺功能	甲狀腺刺激素（TSH）	甲狀腺機能評估	◎	◎
	游離甲狀腺素 Free T4		◎	◎
糖尿病篩檢	ACsugar（飯前血糖）	糖尿病篩檢	◎	◎
血脂肪檢查	總膽固醇、三酸甘油酯	脂肪代謝異常、動脈硬化及心血管疾病風險之評估	◎	◎
肝炎篩檢	A 型肝炎抗體 Anti-HAV	A 型肝炎感染史之評估	◎	◎
	B 型肝炎表面抗原 B 型肝炎表面抗體	B 型肝炎帶原狀況及 B 型肝炎免疫力之評估	◎	◎
	C 型肝炎抗體（Anti-HCV）	C 型肝炎感染狀況	◎	◎
特殊血液篩檢	梅毒反應（VDRL）	梅毒感染	◎	◎
	愛滋病抗體（anti-HIV）	愛滋病毒感染	◎	◎
	水痘帶狀皰疹病毒抗體（IgG）	是否曾感染水痘或有免疫力	◎	◎
	德國麻疹抗體 IgG	是否曾感染德國麻疹或有免疫力		◎
荷爾蒙檢查	睪固酮 Testosterone	男性荷爾蒙，了解荷爾蒙變化	◎	
	催乳激素（Prolactin）	此指數於部分腦下垂體疾病、婦科賀爾蒙代謝障礙、多囊性卵巢疾病、睡眠障礙等狀況可能會有異常		◎
	抗穆勒氏賀爾蒙（AMH）	卵巢儲備功能的指標		◎
營養素檢查	鋅 Zn	活化抗氧化酵素之營養性微量礦物質，且與細胞生長與代謝有密切關係	◎	
精液分析	精液分析	評估精蟲數及精蟲活動能力	◎	
一般理學檢查	身體評估及醫師理學檢查	瞭解身體狀況、完整病史、基本生命徵象，並由醫師進行理學評估	◎	◎
身體體脂肪檢查	身體組成分析檢查	瞭解身體各部位脂肪、水分、肌肉、蛋白質之組成比率及內臟脂肪分布狀態，可評估心血管疾病及代謝症候群之風險	◎	◎
視力檢查	視力、辨色力、眼壓	瞭解視力、色盲及眼壓情形	◎	◎
X 光檢查	胸腔（CXR）	肺結核、肺炎、肋膜積水、肺腫瘤、支氣管擴張、心臟肥大等評估	◎	◎
超音波	腹部超音波	檢查有無肝、膽、胰、脾、腎等器官腫瘤或異常及腹腔內血管狀況	◎	◎
	頸動脈超音波	頸動脈血管硬化或血流阻塞等篩檢	◎	
	甲狀腺超音波	檢查甲狀腺腫大、結節等		◎
婦科檢查	婦科超音波	瞭解子宮卵巢及附屬器官組織是否正常		◎
心臟檢查	靜態心電圖	瞭解有無心臟肥大、心律不整、傳導異常、冠狀動脈疾病及心肌缺氧狀況	◎	◎
自律神經檢測	自律神經檢測 HRV	利用自律神經分析儀綜合各項檢查，精密計算出全身交感神經及副交感神經的平衡狀態，作為壓力檢測的參考	◎	◎
專業服務	特製餐點（早餐）	精緻美味的餐點	◎	◎
	總評解說、精美書面報告	健檢專科醫師詳盡的解說，及精緻、精確的報告書	◎	◎

（資料來源／臺北醫學大學附設醫院管理中心提供）

表 2　健保常規產檢時程與項目

妊娠期數	時程		檢查項目
妊娠第一期：未滿 17 週	第一次	第 12 週以前	1. (A) 問診：家族疾病史、過去疾病史、過去孕產史、本胎不適症狀、成癮習慣查詢。 (B) 身體檢查：體重、身體、血壓、甲狀腺、乳房、骨盆腔檢查、胸部及腹部檢查。 (C) 實驗室檢驗：血液常規（WBC、RBC、Plt、Hct、Hb、MCV）、血型、Rh 因子、HBsAg、HBeAg（惟因特殊情況無法於本次檢查者，可於第五次孕婦產前檢查時接受本項檢查）、VDRL（梅毒篩檢）、Rubella IgG（德國麻疹抗體）、愛滋病檢查（EIA 或 PA）及尿液常規。 2. 例行檢查項目。 註：德國麻疹抗體檢查呈陰性之孕婦，應在產後儘速注射一劑麻疹腮腺炎德國麻疹混合疫苗，該劑疫苗免費。
	第二次	第 16 週	1. 例行檢查項目。2. 早產防治衛教指導。
妊娠第二期：妊娠 17 週至未滿 29 週	第三次	第 20 週	1. 例行檢查項目。 2. 超音波檢查。（因特殊情況無法檢查者，可改於妊娠第三期再檢查） 3. 早產防治衛教指導
	第四次	第 28 週	例行檢查項目。
妊娠第三期：妊娠 29 週以上	第五次	第 32 週	1. 例行檢查項目。 2. 於妊娠 32 週前後提供 VDRL 實驗室檢驗。
	第六次	第 34 週	例行檢查項目。
	第七次	第 36 週	1. 例行檢查項目。 2. 補助孕婦乙型鏈球菌篩檢。
	第八次	第 38 週	例行檢查項目。
	第九次	第 39 週	例行檢查項目。
	第十次	第 40 週	例行檢查項目。

註：例行檢查項目包括：(1) 問診內容：本胎不適症狀如出血、腹痛、頭痛、痙攣等。(2) 身體檢查：體重、血壓、腹長（宮底高度）、胎心音、胎位、水腫、靜脈曲張。(3) 實驗室檢查：尿蛋白、尿糖。

（資料來源：國民健康署）

CHAPTER 3

認識遺傳疾病與罕見疾病

各種產前篩檢與治療，針對的是「已知的疾病與遺傳缺陷」。還有更多「未知病因」以及「基因突變」導致的疾病，是現階段難以預防的變數。

每個生命都是獨一無二的，不論他或她是否完美。

隨著醫學不斷進步，優生觀念持續推廣，各種孕前與產前檢查，皆有助於孕育健康的下一代。但是，為什麼一名健康的媽媽，懷孕期間該做的檢查都做了，仍然會生出具先天性缺陷的寶寶呢？

生養健康寶寶是為人父母最衷心的期待，只是每年出生的新生兒中，仍有二％～三％的寶寶帶有重大先天性缺陷或疾病。根據世界衛生組織WHO所做二〇一五年全球新生兒死因統計，先天性異常佔了十一％（圖１）。

對父母來說，原本該是迎接新生命的喜悅，卻遭到意料之外的殘缺所衝擊，除了悲傷，還有更多的不解，所有人在一開始都難以接受，因此而衍生出的醫療糾紛也時有所聞。對醫師來說，其實和家長一樣，有著錯愕與遺憾，只不過因為醫師具有醫學專業，更懂得接受生命的不完美。

我必須要強調一個觀念，那就是目前各種產前篩檢與治療，都是針對「已知的疾病與遺傳缺陷」，至於更多「未

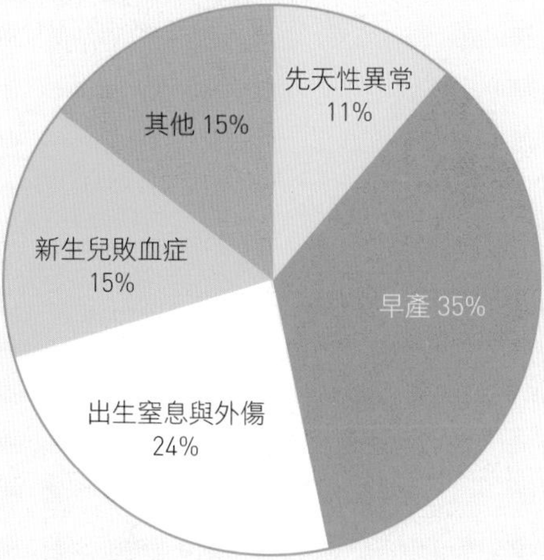

新生兒死亡原因	人數
先天性異常	303,000
早產	947,000
出生窒息與外傷	637,000
新生兒敗血症	401,000
其他	392,000

圖 1 **WHO 發布 2015 年全球新生兒死因**

（資料來源：WHO）

知的病因」以及「基因的突變」所導致的疾病，則是現階段難以預防的變數。

人生不會是完美的，或者應該說，生命的本質原本就不會是完美的。每個人的身體都有其局限，生命伊始，就在自然界難以捉摸的作用力下，造成了少數人身體的缺憾。如果生命降臨世間可比喻為一場旅行，那麼，在這長途的旅程中將歷經各種冒險；一個健康的寶寶，即是幸運的避開了出生時那幾萬分之一的罹病風險。

嬰幼兒先天性疾病成因

一對健康的男女，有可能是不發病的隱性遺傳疾病帶因者，因此，雙方結合後，也可能產下遺傳病兒。或是父母親本身沒有遺傳病因，所孕育的胎兒卻在細胞發育成長過程中，發生了基因突變，使得胎兒產生先天性缺陷。除此之外，環境因素也會造成新生兒的先天缺陷，例如孕婦在懷孕期間服藥、暴露在放射線環境、毒物影響所致。

造成嬰幼兒先天性疾病的原因，包含：染色體異常、單基因遺傳疾病、多基因遺傳疾病，以及致畸胎因素，另有大約三成原因不明。

染色體異常：染色體異常又分為染色體數目異常或結構異常，大多是基因發生突變，染色體異常約佔先天性疾病中的兩成，唐氏症就是其中一種，為基因數目異常，在第二十一對染色體多了一條。

單基因遺傳疾病：這是人類總數約三萬五千對基因中，一個或一對基因發生變異，導致相關的基因質量不足，使得原本這個基因該有的功能無法發揮，進而造成疾病。像是脊髓性肌肉萎縮症、黏多醣症、軟骨發育不全症等。

多基因遺傳疾病：偏向遺傳性，數個染色體上的多個基因產生缺陷，共同作用而產生疾病，往往還有其他非遺傳因素使得該疾病加重。由於沒有固定的遺傳形式，難以事先評估及預防，像是脣顎裂、先天性心臟病等。

致畸胎因素：導致畸胎的因素，常屬環境因素造成先畸形或胎兒先天性疾病。例如母體受到藥物、毒品、輻射線影響或先天性感染，母體受孕後，胚胎發育早期因為這些環境因素而發生缺陷。例如吸菸或暴露在二手菸環境下的孕婦，容易流產、死胎，可能導致早產、胎兒體重過輕或智力受損。

人體基因，或因家族遺傳缺陷，或因偶發性突變，使得下一代出現基因異常的罕見疾病。還有部分罕見疾病，至今未能發現確實的病因，無法預防，治癒困難。

認識罕見疾病

罕見疾病如何定義呢？

罕見疾病指的是罹患率極低、患病人數極少的疾病，有些疾病甚至全球獨一無二；其中大部分是遺傳性疾病，部分是非遺傳或原因不明的疾病。

臺灣的《罕見疾病防治及藥物法》簡稱《罕病法》，為全球第五個針對罕見疾病特立的專屬法案。根據《罕病法》，罕病的法定定義是：疾病盛行率在中央主管機關公告基準以下（萬分之一），或因情況特殊，經罕見疾病及藥物審議委員會審議認定，並經中央主管機關指定公告者。

所謂的「情況特殊」，指疾病盛行率低於萬分之一（主管機關公告標準），或該疾病盛行率難以計算，而其診斷治療所需方法或藥物取得困難，經罕見疾病及藥物審議委員會認定者。

由於考量醫療資源有限，罕見疾病及藥物審議委員會審議認定的參考原則，會綜合「罕見性」、「遺傳性」以及「診療困難性」三項指標。但癌症、人為外在因素，或後天因素所造成的疾病，或傷害如事故傷害、食物中毒及因腫瘤所引起的相關疾病等，不屬於《罕病法》範疇。

各國對於罕見疾病的認定標準不一。罕見疾病基金會提供的資料顯示，美國《孤兒藥品法》的定義為，凡是美國境內罹病人數少於二十萬人的疾病，即屬於罕見疾病；日本《孤兒藥法》則定為，疾病人數少於五萬人者即為罕見疾病。臺灣依「罕見疾病及藥物審議會」的公告，罕見疾病盛行率須為萬分之一以下做為標準。

罕見疾病患者在尋求醫療、藥物、生活及安養照護上，往往耗費龐大，不只病患本身，所屬家庭也飽嘗辛苦，多數是社會弱勢族群。由於罕見疾病的局限性，使得社會大眾不易了解，因此也容易受到忽視。

一九九八年，罕見疾病家屬在民間發起募款，籌設「財團法人罕見疾病基金會」。在民間串聯醫界、學界共同努力下，臺灣於二〇〇〇年立法通過《罕病法》，之後陸續公布〈罕見疾病防治及藥物法施行細則〉、〈罕見疾病醫療補助辦法〉、〈罕見疾病藥物專案申請辦法〉、〈罕見疾病藥物供應製造及研究發展獎勵辦法〉等相關法案。

自《罕病法》實施以來，政府公告的罕見疾病共有二百二十種；民間的「罕見疾病基金會」統計的罕見疾病類達二百五十四種（分類見表1）。截至二〇一八年九月的統計，臺灣罹患罕見疾病人數約為一萬五千零五十六人（國民健康署通報個案數，見表2），公告的罕病藥物品項為一〇二種，每年有超過千名的罕病患者使用；罕病

表 1 罕見疾病分類表

· 胺基酸 / 有機酸代謝異常	· 骨頭病變
· 先天性尿素循環代謝異常	· 結締組織病變
· 其他代謝異常	· 造血功能異常
· 心肺功能失調	· 免疫疾病
· 消化系統失調	· 內分泌疾病
· 泌尿系統失調	· 不正常細胞增生（瘤）
· 腦部或神經病變	· 外觀異常
· 皮膚病變	· 染色體異常
· 肌肉病變	· 其他未分類或不明原因

（資料來源：國民健康署、罕見疾病基金會）

表 2 歷年罕見疾病個案數統計

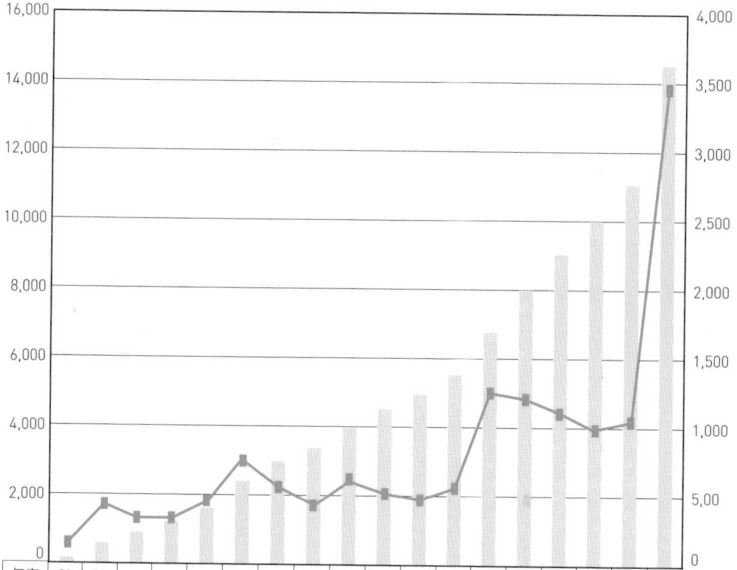

年度	89	90	91	92	93	94	95	96	97	98	99	100	101	102	103	104	105	106
累積人數	140	556	885	1,208	1,651	2,394	2,944	3,364	3,969	4,479	4,942	5,498	6,748	7,946	9,038	10,009	11,045	14,501
新增人數	140	416	329	323	443	743	550	420	605	510	463	556	1,250	1,198	1,092	971	1,036	3,456

累積人數 —— 新增人數 （資料來源：國民健康署、罕見疾病基金會）

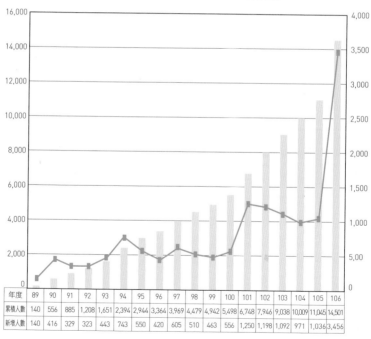

所用的特殊醫療器材一種；營養品共有四十二種、一〇八品項。

即使有了《罕病法》，三不五時仍會看到罕見疾病家庭求診或求藥無門的新聞，衛生福利部為此已成立「罕見疾病特殊營養食品暨緊急需用藥物物流中心」，提出「罕見疾病醫療補助方案」，並於全臺北、中、南、東設置「遺傳諮詢中心」，進一步完善罕病患者的照護服務。當然，疾病家庭求診或求藥無門的情形並非只發生在臺灣，例如真人實事改編的美國電影〈羅輪佐的油〉（Lorenzo's Oil），是罕見疾病腎上腺腦白質退化症（ALD）男童羅倫佐的故事，他在六歲時發病，父母親找盡資源研發出特殊油脂，延緩他的病情。臺灣也有這樣的病例。

罕見疾病猶如黑洞，即使醫學精進，仍有許多未知尚待解謎，必須長期投注資源進行醫學研究，曠日費時。也可能一旦來到謎底解開之時，才發現答案其實本在不遠處。在不可知的疾病面前，任何人都只有謙卑一途。

在臺灣，較為人知的罕見疾病有：苯酮尿症、重型海洋性貧血、成骨不全症（玻璃娃娃）、黏多醣症（黏寶寶）、脊髓性小腦萎縮症（企鵝家族）等症，病患人數從數百人到千餘人不等。也有少數的罕病，放眼全世界，病例都屈指可數。

遺傳性疾病並非都屬罕病

遺傳疾病不等於罕見疾病，罕見疾病也不全然是遺傳疾病。

根據臺灣《罕病法》規範，所患的病症必須是遺傳疾病，並且是醫治困難的。如果是因為媽媽吸毒，生下五體不全的寶寶，雖是罕見的病兒，卻不是遺傳性罕見疾病。臺灣對罕病的定義與照護，主要根植於優生的基礎，因此，「遺傳性」是必然的要素。

不過，遺傳疾病不一定就是罕見疾病。舉例來說，包含臺灣在內的已開發國家，遺傳性耳聾是常見的新生兒疾病，每一千名嬰兒就有一人雙耳聽障。這些患者當中，有三分之二是遺傳因素所致，但僅有部分歸屬罕見疾病。

在華南地區常見的蠶豆症（G6PD缺乏症，詳見第四章），全世界約有四億人口患病，臺灣每一百名新生兒就有三人患有蠶豆症，是常見的遺傳疾病，也是新生兒篩檢項目之一的代謝疾病。蠶豆症雖為遺傳性，但並不是罕見疾病。

還有一個觀念要釐清：遺傳疾病不會傳染，傳染病不會遺傳。遺傳疾病是先天基因缺陷造成，傳染病則是細菌或病毒傳染而致病。有些家長因為接收到不詳實且不專業的資訊，因而對遺傳疾病或罕見疾病產生誤解。有的家長會病急亂投醫，成為hospital shopping，把醫療變成採購行為，這是沒有必要且浪費醫療資源的現象。

不是所有的遺傳疾病或罕見疾病都無法預防或醫治，有的罕見疾病，可服用藥物和特殊營養品來減緩症狀，政府對這些特定藥物及營養品也有補助。

罕病患者對社會有其貢獻

治療罕見疾病的藥物，常需要投入大量經費研發，但使用人數少，藥廠生產成本高，不易獲利，往往沒有廠商願意生產，罕見疾病藥物因而有「孤兒藥」之稱。不過，國際間仍有醫學研究單位持續研發相關藥物，透過民間機構媒合，增加病患治療的希望。

其實，罕見疾病的藥物並非只能治療罕病，可能對常見疾病也有所助益。例如某一款新的降膽固醇藥物，來自於某個家族性高膽固醇血症的遺傳研究；科學家發現該家族的致病基因突變與膽固醇血症相關，於是同一款藥可以做更多遺傳病症的應用。

早期有很多病症無藥可醫，被視為絕症，但隨著醫學的研究與發展，找到病因，就有助於找到解方。而罕見疾病則提供了更多元的基因資訊，對於個人化的醫療也提供了精準的研究與解決方向。

在我的診間，最小的罕病病患，是出生才一個星期的寶寶，經過新生兒篩檢，驗出帶有罕病，媽媽是哭著來的。即使已經行醫多年，我仍會被那樣的場景觸動。

我會向家長解釋這個罕病的成因，並且安排包括醫藥、復健與心理治療，更重要的是，我會告訴家長，這個孩子雖然身體有所缺陷，但是他是個寶，因為藉由他的疾病，揭露了過去全家族都不知道的遺傳問題。這對於所有親族來說，都是非常重要的提醒，不僅未患病的家人可能是隱性帶因者，可以注意相關的器官問題；未來親族成員要生育下一代時，就知道應該做婚前健康檢查，並且事先篩檢可能的遺傳問題。

當家中生育了罕病兒，多數家長很難常保樂觀。我親眼見過夫妻相互責怪的場面；有的是因為某一方的家族遺傳導致孩子生病，有的是因為照顧上的負擔而疲憊。尤其，如果這個遺傳疾病，屬於母系遺傳給兒子的性聯遺傳，通常到後來，我會看到只有媽媽帶著孩子來回診，夫妻之間因為傳宗接代的問題，可能就此分手了。

家有罕病兒，當然是極大的負擔，但是換個角度想，因為有這群得病的孩子，才促使整個家族一起重視未來生育的優生計畫，這是他們對社會做出的重大貢獻。生命，就算不完美，仍然有其意義。

我不禁想起二十多年前的一個病例，那時我剛從醫兩年，家長帶著六歲的小女孩栗栗（化名）來就診。栗栗即將上小學了，但身材矮小，頻頻發生中耳炎，家長認為是這孩子免疫力不好、經常感冒所致。

中耳炎是小兒科常見的病情，多數父母也知道上耳鼻喉科求診，大約服用抗生素一段時間就會好，有時會反覆發作。栗栗長得矮小，父母也為此帶她去大型醫院看診，因為沒有其他病徵，年紀也小，所以被診斷為「只是還沒長大」。

當栗栗來到我的門診，經過診斷，我發現她有透納氏症（Turner syndrome）❶的特徵，透過染色體檢查以及血液檢測，確認她為透納氏症患者。此症皆發生在女性，

❶ 透納氏症患者外觀特徵包括蹼狀頸、足外翻、特殊臉型、乳頭間距大、漏斗胸等，女嬰出生時則有淋巴性水腫，成長過程發育遲緩，身材矮小，但沒有智力問題。有些在出生時從外觀即可判斷，但也有在兒童期或青春期才被診斷出來。患者有先天卵巢萎縮、心臟主動脈狹窄、腎臟畸形和骨質密度的問題，部分病人有甲狀腺低下症，糖尿病比例稍高，都需要定期追蹤。也因為卵巢萎縮，多數不能生育或很早停經，需補充性賀爾蒙使月經來潮並預防骨質疏鬆。（資料來源：罕見疾病基金會）

是性染色體X缺損或發生異常。根據各國的文獻記載，每兩千到三千名活產女嬰，就有一名透納氏症患者；每十個流產的女嬰就有一名是此症所導致。

由於X染色體帶有卵巢發育與身高相關的基因，許多外觀特徵不明顯的透納氏患者，因為身材矮小、青春期遲遲沒有月經，才就醫接受診斷。如果經過基因檢測，該病患的基因出現不完整的Y染色體，則可能有性腺惡性腫瘤的問題，需要及早治療。

栗栗是健保的受惠者，找出生長遲緩的病因之後，透過生長治療，身高長到接近一般人平均身高的下限。直到現在，她長期服用賀爾蒙，每個月到醫院定期追蹤、拿藥。雖然她知道自己和別人不一樣，但經過適當治療，她的成長已經跟上一般人，即使無法生育，也能正常生活。長大的栗栗考上護理系，看起來很有自信。這個病例，是我所接觸到第一個透納氏症的患者，也是實施建保以來，治療時間最長的案例。

懷孕婦女可透過自費產檢，選擇非侵入性胎兒染色體檢測（NIPT），篩檢涵蓋透納氏症在內的疾病。

遇到最能鼓舞人心的病友

醫師每天接觸生老病死，且需不斷鼓舞病患，時日久了，有時自己也很需要被鼓舞。例如親眼看到從小飽受疾病之苦的孩子，透過醫療與復健，成長得比天生遺傳得來的條件還要好，還有什麼比這更令人開心呢？尤其當這孩子還能開朗樂觀、力爭上游，又有什麼比這更鼓舞人心呢？有一個很有名的病例，就是黏多醣❷病友羅揚，他在幼兒園的時候就被確診為黏多醣第二型，在國中時受惠新藥上市，受到健保補助醫療，大大減緩病症的惡化。他的成長故事讓我相信，每個人都可以往遺傳基礎的高標準去努力，不論是帶著疾病或是健康的個體。

❷ 黏多醣症是一種先天代謝疾病，全名為「黏多醣貯積症」（簡稱MPS），屬於罕見疾病。「黏多醣」是構成骨骼、血管、皮膚等人體重要器官的主要成分之一，黏多醣症則是人體無法產生分解黏多醣所需的酶，導致黏多醣這個大分子逐漸堆積在細胞、結締組織和許多器官內，進而影響皮膚、毛髮、臉部、角膜、大腦、骨骼、關節、氣管、肝脾等形狀及功能。（資料來源：中華民國臺灣黏多醣症協會）

遺傳學小知識

黏多醣症分為六型，病情有分輕、中、重度不等，其中輕型與第四、第六型較無損智力。外顯特徵為身材矮小、面容粗糙、臉部多毛濃眉、鼻梁塌陷、嘴唇厚實、脊柱變粗、腹部凸出、關節變形僵硬、手粗短彎曲等。

黏多醣症雖無法治癒，但是定期注射酵素的替代療法，已可有效治療第一型中輕度，以及第六型患者。第二型酵素替補療法，二〇〇七年起也有病友受惠。包括幹細胞移植等基因療法則持續研發中。

此症是單基因遺傳病，以隱性遺傳方式由父母親傳給子女，其中，第二型為X染色體的性聯遺傳，由帶因的母親遺傳給兒子。帶因的母親若生育兒子，患病與不病的機率各占五〇%，若生育女兒，則有一半機率會和母親一樣是帶因不發病的。也有部分黏多醣第二型患者屬於基因突變，親代並無此基因。

其他型的黏多醣患者，其父母必定同時為帶因者，所生子女則不分男女，每一胎和父母一樣帶因不發病的機率為五〇%，罹病與正常的機率各為二十五%。

黏多醣症的檢測相對成熟，可藉由基因篩檢在產前做出診斷，即使帶因的夫妻也能生育健康的下一代。

羅揚是個讓人心疼的男孩，黏多醣症使他身高只有一百五十公分，因為身材矮小，外表與眾不同，從小受到同學異樣眼光甚至嘲笑，還要克服雙腳關節變形造成的走路不便。但是他靠後天的努力，彌補先天缺陷與不足。在父母與家人支持下，他從小就表現得堅強優秀：就讀普通班，一路考上建國中學、政治大學，又轉學考進臺灣大學，好幾次上了報紙，還獲得二〇一七年總統教育獎。他的個性開朗，樂於分享，幾年前曾與罕見疾病基金會的幾位病友合著《九個萬分之一的相聚》一書，分享成長故事，讓讀者認識罕見疾病，也能看到病友如何突破局限的不凡精神。

我從羅揚和他家人身上學到很多。他們不只是全心接納這個疾病帶來的挑戰，而且長年有耐心地配合治療；每次回診，都可見到羅媽媽的身影，有時則是弟弟陪伴他來醫院打針治療。罕見疾病若沒有家族遺傳，所有人得病的機率是相同的。羅揚的家庭，讓我看到對生命的尊重以及堅忍的精神，這也是醫學必須不斷進步的動力，希望能夠早日透過醫療做到預防疾病，透過醫療救治疾苦。

已知的幾型黏多醣症的治療，都已納入《罕病法》的補助，以羅揚所患的第二型為例，每週需要施打特殊酵素，單是一年的醫藥費就相當可觀，不是一般家庭所能負擔。當時這款新藥 Elaprase 問世不久就引進臺灣，更是全亞洲最早得到政府補助的。我們的健保制度，其實做了很多領先的事，讓羅揚這樣的孩子得到需要的醫療照顧。

羅揚的病情需要每週接受針劑治療，從靜脈注射，每次三管，每次療程需要兩三個小時。針孔在他的手上留下烏青的印記，疼痛是免不了的，但他說：「有藥可治，再痛也得忍耐。」因為從小體驗到病痛之苦，羅揚更懂得珍惜生命。

然而命運的挑戰難以預料。有一次回診，羅揚自己來到診間，輕聲說：「我媽媽癌症過世了。」猝不及防的消息讓我感到震驚，一時間淚水就要從眼眶溢出，幸好一旁的護理師貼心地稍緩候診的病人，讓我鎮定情緒。接著我腦中才回想起，前幾次似乎見過羅媽媽包著頭巾。

羅媽媽總是先來診間幫羅揚領藥，等他放學後來到醫院，再陪他打點滴，十數年如一日，我也習以為常。生老病死本是常態，但是每週相見的老朋友憑空消失，生命的無常，還是讓人唏嘘。

又過了一段時間，我在醫院外遇到羅揚，他笑臉迎人，看來已漸漸走出喪母之痛，恢復了貫常的開朗。我們寒暄了一會兒，他問了我的通訊帳號，我則問他又換了手機嗎？「對啊！」這個大男孩朗聲回答，我的腳步因此跟著輕快起來。

另外有個案例就沒這麼幸運了。同樣是黏多醣第二型，卻是重症，神經與智力受損。媽媽帶孩子來打針時，小孩會反抗，自己拔針。這是一名單親媽媽帶著生病的孩子，家中另有老父親需要照顧。經過評估，這個病例接受治療的效果不彰，我建議媽媽可以考慮不繼續針劑治療。

雖然健保會給付孩子的醫藥費，但是以這孩子的情況，針劑治療其實對病情沒有實質效果，而病人及家屬的生活品質卻因奔波就診而受損，幾經掙扎，我才提出停止治療的建議。畢竟，若是無法積極治療，那麼就該退而求其次，至少讓病人和家屬的生活品質不要再惡化。

認識罕見疾病，可以避免無謂的恐慌。照顧罕病兒，則必須懂得如何在既有的遺傳基礎上正確照顧、善用資源，以後天彌補先天。

罕病的好朋友

罕見疾病基金會

罕見疾病基金會是提供罕病相關資訊與服務的重要民間單位，成立於一九九九年，由病友家屬發起，主要目標是促進社會大眾對罕見疾病的認識，以及推動專法，促進健保醫療對病友的補助與照顧。罕見疾病對於病患及家屬是沉重的負擔，整個社會也需付出醫療照護成本，若能使社會大眾對罕見疾病有足夠的認識，有助於預防醫學以及治療與照顧的推廣。

執行長陳冠如表示，罕病基金會就像一個資源中心，是協助病友就醫、就學、就業以及相互交流的平臺。例如，提供遺傳諮詢，提供資訊媒合病友與研究機構或藥廠，或是協助無障礙空間規畫或相關輔具生產；舉辦各種同儕交流活動，讓面臨相同問題的病友交換彼此解決問題之道。

早期基金會的宣傳海報，都會找明星做代言人，近幾年開始請病友扮演代言人，讓他們為自己發聲。罕病基金會不只服務罕病病友，也對社會大眾開放醫療知識與服務資源。陳冠如說：「社會大眾若能對罕病多一分認識，也就少一分誤解。我們應該教育孩子，如何理解少數人的情況，並且融洽相處。」

罕病病友資源圖

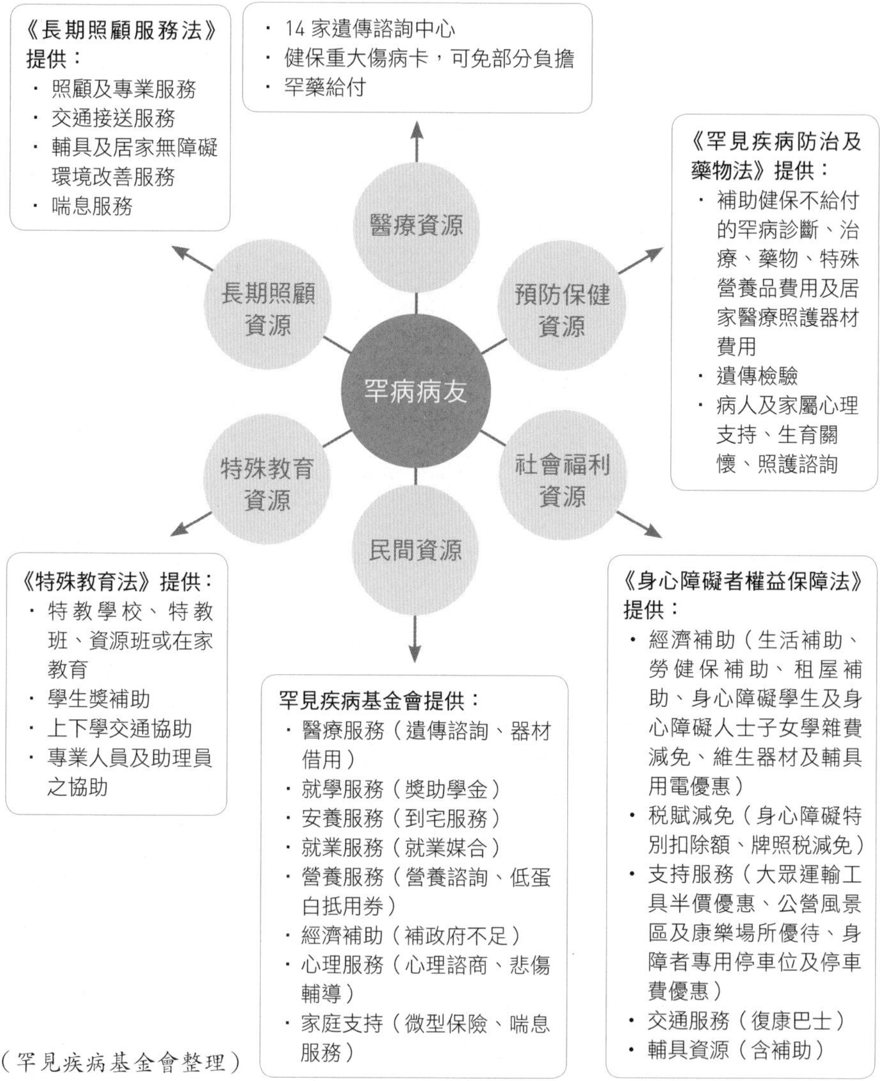
罕病病友
醫療資源
預防保健資源
社會福利資源
民間資源
特殊教育資源
長期照顧資源
・14 家遺傳諮詢中心
・健保重大傷病卡，可免部分負擔
・罕藥給付
《罕見疾病防治及藥物法》提供：
・補助健保不給付的罕病診斷、治療、藥物、特殊營養品費用及居家醫療照護器材費用
・遺傳檢驗
・病人及家屬心理支持、生育關懷、照護諮詢
《身心障礙者權益保障法》提供：
・經濟補助（生活補助、勞健保補助、租屋補助、身心障礙學生及身心障礙人士子女學雜費減免、維生器材及輔具用電優惠）
・稅賦減免（身心障礙特別扣除額、牌照稅減免）
・支持服務（大眾運輸工具半價優惠、公營風景區及康樂場所優待、身障者專用停車位及停車費優惠）
・交通服務（復康巴士）
・輔具資源（含補助）
罕見疾病基金會提供：
・醫療服務（遺傳諮詢、器材借用）
・就學服務（獎助學金）
・安養服務（到宅服務）
・就業服務（就業媒合）
・營養服務（營養諮詢、低蛋白抵用券）
・經濟補助（補政府不足）
・心理服務（心理諮商、悲傷輔導）
・家庭支持（微型保險、喘息服務）
《特殊教育法》提供：
・特教學校、特教班、資源班或在家教育
・學生獎補助
・上下學交通協助
・專業人員及助理員之協助
《長期照顧服務法》提供：
・照顧及專業服務
・交通接送服務
・輔具及居家無障礙環境改善服務
・喘息服務

（罕見疾病基金會整理）

CHAPTER 4

新生兒篩檢，是保障而非保證

臺灣的醫療與公共衛生品質舉世聞名，其中發展迄今三十年的新生兒篩檢，就是一項領先全球的制度，不僅篩檢率接近一〇〇%，篩檢品質與管理也是世界級水準，甚至技術輸出。眾多家庭受惠，但社會大眾卻可能不清楚這套服務得來不易。

在衛生福利部國民健康署發行的《健康的第一道防線——新生兒篩檢三〇年》書中，可以看到整個篩檢制度如何從無到有，逐漸累積出今日的成效。根據官方統計，自一九八四年至二〇一四年，新生兒篩檢率由六·七%提升至九九·八%，接近百分之百。

為新生兒代謝疾病把關

「一個都不能少」使得新生兒篩檢成效顯著，以二〇一三年到二〇一六年這三年為例，平均每年可發現四千多名異常個案。不止篩檢，這套制度還提供後續治療諮詢以及追蹤管理服務；對病症及早發現、及早治療，達到減輕新生兒與家屬的負擔。

新生兒篩檢是「先天性代謝異常疾病篩檢」的簡稱，也是臺灣於一九八五年實施《優生保健法》的配套措施。實施三十年以來，共計七百萬名新生兒接受篩檢，因此篩檢出超過十二萬名先天性代謝異常的新生兒，這些孩子因為及時治療，多數都得以健康成長。

臺灣有三家專門做新生兒篩檢的機構，包括臺大醫院新生兒篩檢中心、財團法人臺北病理中心新生兒篩檢室，以及財團法人中華民國衛生保健基金會附設醫事檢驗所。無論寶寶在哪間醫療院所出生，篩檢卡片都會送到這三家機構中的一家進行檢驗。

新生兒篩檢制度的產生有其時代背景，要回溯到七〇年代，當時臺灣人口呈現爆炸性成長，因此官方提倡計畫生育，「兩個孩子恰恰好，一個孩子不嫌少」，並且推動《優生保健法》，進而推出新生兒篩檢。

《優生保健法》的立意是根據遺傳學與優生學的原理，促使下一代身心健康，達到人口素質提升。完整的配套工作，理想上是包含了婚前健康檢查、產前遺傳診斷，以及新生兒先天性代謝異常疾病篩檢，還有優生健康檢查及遺傳諮詢。

二、三十年前，臺灣醫界對代謝疾病並不熟悉，因此不明原因的新生兒異常，多以腦性麻痺加以判定。經過延攬旅美學者投入，篩檢技術取經德國、日本獲得技術協助，加上許多醫護前輩的努力，才逐漸完善了新生兒代謝疾病的篩檢。隨著時間推移，醫療研究與技術大幅進步，三十年後的現在，新生兒篩檢技術及遺傳疾病治療，都已不可同日而語。

值得我們自豪的是，全球少見新生兒篩檢率可以達到百分之百，這一點，臺灣做到了。放眼全球六百多所篩檢中心，臺灣的技術與品質也名列前茅。我們有專科醫師持續開發各種疾病的篩檢技術，也對疾病研究更好的治療方法。實際上，臺灣對幾項疾病的篩檢與治療，吸引國際取法。例如，臺灣對藥物型苯酮尿症的治療效果最佳，用藥劑量是全球參考的標準。蠶豆症（G6PD 缺乏症）的篩檢品管，也吸引美國疾病管制與預防中心想要參考、效法。

受惠於新生兒篩檢制度，當初被檢出的第一位苯酮尿症寶寶，經過治療，持續追蹤以及遺傳諮詢，已長大成人並結婚生育。

先天性的代謝疾病，除少數例外，主要是特定基因產生突變，導致體內缺乏某種酵素合成，或生化機制出錯，使得身體無法代謝食物中的某些成分。若未經篩檢、早期診斷與治療，會發生嚴重後遺症，影響腦部發展遲緩，甚至死亡。新生兒出生時往往沒有異狀，等到症狀出現時，可能為時已晚。透過及時篩檢，分秒必爭加以治療，多數都能好轉，也有的癒後和正常寶寶一樣。

新生兒篩檢甫推行的十多年間，官方公告補助的篩檢項目僅五項，直到二〇〇六年，衛生署公告新生兒常規篩檢項目為十一項。此外，也有部分自費的疾病篩檢服務可供家長選擇；新生兒篩檢如同成年人花錢做健康檢查一樣，可加選所需的個人化項目。

國際間對於新生兒篩檢到底該做多少項目，其實存有不同的看法，有一派主張不應該無限制的擴增篩檢項目，這是考慮經濟效益與治療成果等多種因素；因為部分重大疾病即使篩檢出來，也無藥無法可治，反而使患病家庭陷入沉重負擔。也有些疾病篩檢出來，在目前的醫療能做的不多。

但是，還是那句老話，如果能知道問題出在哪，就多少能做些準備；家長可以知道孩子接下來的病程，可以醫療到什麼程度，避免未知帶來的煎熬。更積極的是，若計畫生育下一胎，該做哪些準備。

我們仍然應該保持樂觀。以前未知的「重症」，自從找到差錯，連帶的就找到了解方。以臺灣盛行率最高的蠶豆症（G6PD缺乏症）[1]為例，在一九八七年納入新生兒篩檢項目之前，多數因黃疸住院的嬰兒，有高達四分之三為蠶豆症引起，其中有一半的蠶豆症兒死亡，存活的病兒有六成的智力與聽力受到損傷。

根據統計，一九八七年至二〇一五年間，共篩檢七百一十二萬七千多名新生兒，篩出十二萬四千多名先天性代謝異常疾病的嬰兒，其中患蠶豆症者佔了十一萬九千多名。

如今，全臺灣每一百名新生兒，就有三人患有蠶豆症，男孩比例高於女孩，但幾乎沒有重症的病例，可說是新生兒篩檢以來，防治成效最大的一項病症。蠶豆症為紅血球缺乏特定酵素所致，只要避開會引發溶血的食物與藥物，就不會病發。衛生署曾公告含有薄荷、樟腦以及甲基水楊酸等成分藥物，用於幼童需注意劑量。

蠶豆症之所以稱為蠶豆症，有其淵源。在六〇年代，新竹竹北地區開始推廣種植蠶豆，但不多久該地區傳出怪病，接連出現十幾名六歲以下幼童臉色蒼白、發燒、血尿，伴隨輕微黃疸，還有孩子因此死亡。他們的共同點是都食用過蠶豆。這是臺灣首

---

❶ 蠶豆症，學名為葡萄糖六磷酸鹽脫氫酵素缺乏症，簡稱為 G6PD 缺乏症。G6PD 這種酵素能協助葡萄糖進行新陳代謝，進而保護紅血球，缺乏這種酵素，紅血球就易受到特定物質破壞而發生溶血，嚴重時會產生急性溶血性貧血。此症為性聯隱性遺傳疾病。患者日常需注意用藥，避免食用蠶豆製品，不可接觸人工樟腦丸（萘丸）、紫藥水磺胺劑，以及部分解熱鎮痛劑。一旦接觸到前述物質，就會在二十四小時內發病，嚴重者需要緊急輸血，以免死亡。（資料來源：罕見疾病基金會）

次出現蠶豆引起的急性溶血性貧血症報告，故稱為「蠶豆症」。

蠶豆症幾乎以南方民族為主，中國北方與韓國、日本較少病例；溯古求源來看，這是人體適應環境的一種「功能性演化」。蠶豆症盛行於有瘧疾的地區，瘧疾是經由病媒蚊加以傳播，當人體被瘧蚊咬了之後，紅血球就成為被寄生與病蟲擴散人體的載體。但，若被咬的人是G6PD缺乏症，其紅血球會自動破裂溶血，瘧疾就無法在他身上致病。

蠶豆症可說是人類祖先基因發生突變，而正好可以抗瘧疾的一種「美麗的錯誤」。如今，臺灣已經沒有瘧疾，而祖先留傳下的基因，倒是在後人身上留下了印記。

新生兒篩檢的主要項目

每個國家常見遺傳疾病不同，因此各國常規篩檢項目不同。在臺灣，常規篩檢有十一項，各家醫療院所收費略有不同，篩檢費用約九百元，由政府衛生單位提供二百元補助，其餘由民眾自費。

除常規篩檢以外，如果家族有相關病史，或者第一胎已驗出病症，生育第二胎時，一定要做檢查，每個人應視個別狀況加選自費項目，費用約四百元不等。我會鼓勵媽媽們，公費、自費一起檢查，只需要採血一次就可以完成。

新生兒篩檢的時機，為寶寶出生四十八小時到七天內，檢查方法是以小針輕扎新生兒腳跟兩側，以毛細管吸取微量血液，再滴到血片上，陰乾後再送至篩檢中心進行檢驗。

由於是篩檢代謝異常疾病，新生兒每天每公斤要喝八〇到一二〇ＣＣ的奶量，必須要等寶寶進食過，進食量足夠，代謝機制開始運作，檢查結果才會精確。愈早完成篩檢，愈早發現問題，及時給予適當飲食與治療。若拖太久才檢查，因代謝異常而在體內累積過多毒素，就會造成傷害。

例如患有本酮尿症的寶寶，必須食用特殊配方奶粉，不能喝一般配方奶。

常規的公費篩檢項目共有十一項，為常見的新生兒先天代謝疾病，並非全都屬於罕見疾病。這十一項包括：

苯酮尿症：發生率約三萬五千分之一（指臺灣，以下皆同），病因是體內無法有效代謝食物中的蛋白質，出生後約三到四個月，身體與尿液會出現特殊霉臭味。若未妥善照顧，將導致智能不足及發育遲緩。苯酮尿症又分為食物型與藥物型兩種；食物型患者的日常飲食必須限制蛋白質的攝取，捨棄一般配方奶粉，改以去除苯丙胺酸的特殊奶粉來補充其他可攝取的胺基酸。藥物型的患者，需要補充 BH4 及相關神經傳導物質。

先天性甲狀腺低能症：發生率約三千分之一，為體內缺乏甲狀腺賀爾蒙，影響相關的生長發育。嬰兒時期症狀不明顯，可能有較長的黃疸期、哭聲沙啞、肚臍凸出。

出生後一兩個月內給予甲狀腺素，可使寶寶智力與成長跟上正常速度，若拖過出生後六個月才治療，將導致生長發育遲緩。病因與胚胎發育不良相關，少數為基因突變，與遺傳關聯性較低。

高胱胺酸尿症：發生率約十到二十萬分之一，為一種胺基酸代謝異常疾病，體內無法代謝食物中的蛋白質。會導致骨骼畸形、智能不足，並造成血栓。治療方式是給予低甲硫胺酸飲食與維生素。

蠶豆症（G6PD 缺乏症）：發生率約百分之三，是臺灣最常見的新生兒遺傳疾病，源自紅血球的葡萄糖代謝發生異常。患者若接觸到蠶豆、樟腦丸、解熱鎮痛劑等具氧化性的物質，可能導致急性溶血性貧血。需留意症狀為皮膚及眼睛突然變黃，有的寶寶會發燒並呼吸急促，須立刻送醫，以免產生核黃疸或智能障礙，甚至送命。若寶寶篩檢出此症，醫院會發給 G6PD 缺乏症提醒卡，日後就醫時，可隨身攜帶，提供醫護人員第一時間參考診療。

半乳糖血症：發生率約為一百萬分之一，主因為體內無法正常代謝乳糖。當寶寶吃了含乳糖的奶類（包括母奶與一般配方奶）後，會出現嘔吐與昏睡現象，嚴重者可能對腦部、肝臟、眼睛造成傷害。若及早發現此症，就能給寶寶食用不含乳糖及半乳糖的特殊配方奶粉。需注意，若媽媽曾生有患此症的寶寶，則下一胎懷孕期間，也要避免攝取含有乳糖的食物及相關製品。

先天性腎上腺增生症：發生率約為一萬五千分之一，屬體染色體隱性遺傳，為合成腎上腺皮質激素的酵素缺乏所導致，參與合成的酵素有六種，常見為 21-hydroxylase 酵素缺乏。依酵素缺乏程度產生程度不一的男性化徵象，嚴重者會有鈉與水分不平衡的問題。女寶寶可能以後無月經，男寶寶也會有發育問題。早期發現後，依症狀投以所缺乏的藥物治療，有助發育與成長。

楓漿尿症：發生率約為十萬分之一，為體染色體隱性遺傳疾病。是胺基酸代謝異常疾病，主要由於粒腺體中「支鏈酮酸去氫酵素」功能發生障礙，造成毒性物質累積，對腦細胞殺傷力最大，常常無法補救。歐洲白人發生率約為十二萬分之一，美國為二十五萬分之一。臺灣發現的典型患者，多為南部山地原住民，疑與近親通婚提高發生率有關。患有這種先天性代謝疾病的新生兒，出生後四十八小時內會出現嗜睡、餵食困難、嘔吐等症狀，尿液有類似楓糖漿或焦糖味道。篩檢出後，可使用特殊奶粉及藥物控制病情。

中鏈脂肪酸去氧酶缺乏症：發生率約為六十萬分之一，屬較常見的中鏈脂肪酸去氫酵素缺乏症，是一種罕見的體隱性遺傳疾病，當父母同時為帶因者，其後代有二五％的機會為患者，五〇％為帶因者，二五％為正常。這是一種北歐系白人患病較多的病症。患者平時無症狀，但病童體內若消耗完葡萄糖後，會無法正常分解脂肪做為身體所需的能量，所以飢餓時，會出現嘔吐、腹瀉、精神萎靡、易睡不易清醒，以及代謝性酸中毒、低血糖，嚴重者可能呼吸心跳停止，或發生癲癇。

平時要避免飢餓，並備妥可隨時補充的餐點；無法飲食時，可靜脈注射葡萄糖。患者應避免攝取長鏈或中鏈脂肪酸，採低脂飲食，以碳水化合物替代脂肪來源。發病初期可能有發展遲緩、行為問題和其他慢性中樞神經系統的障礙。若及早治療可以避免傷害。

戊二酸血症第一型：發生率約十萬分之一，為體染色體隱性遺傳，是一種胺基酸代謝異常的罕見疾病。因缺乏戊二基輔酶A去氫酶，無法正常分解離胺酸和色胺酸，使得毒素累積。病症會引發肌肉低張力、運動困難或僵硬麻痹，或發生癲癇。可喝特殊配方奶及飲食。此症無法治癒，可藉由藥物避免急性症狀。

異戊酸血症：發生率約十萬分之一，是一種有機酸代謝異常疾病，使身體無法正常分解白胺酸，所累積的毒素會侵害神經與造血系統。初期可能無症狀，之後漸漸呈現倦怠、胃口不佳、噁心、嘔吐、嗜睡、活動力變差、甚至會有抽筋現象。由於「異戊酸」在體內大量堆積，病兒身體及尿液明顯會有類似臭腳汗的氣味。若未即時就醫，寶寶會面臨智障、昏迷、甚至死亡。非典型症狀則身體氣味不明顯，也有五歲之後才被診斷的例子。治療方式為使用特殊配方奶粉，搭配藥物治療，並且需要定期追蹤。

甲基丙二酸血症：發生率為十萬分之一，是一種有機酸代謝異常的罕見疾病。造成這種代謝異常的基因位在第六對染色體上，也有小部分是維生素B12代謝異常所造成；B12代謝異常患者可注射B12治療。若變為酵素缺乏，則對維生素B12治療無反應，要靠飲食控制。可食用特殊奶粉與高熱量飲食加以治療。

其他常見的自費篩檢項目列舉三項，做為說明，而每一家醫療院所的自費篩檢項目各有不同。

龐貝氏症：屬於罕見的遺傳代謝疾病，可分為嬰兒型與晚發型；嬰兒型的發生率約為四萬分之一。由於缺乏負責分解肝醣的酵素，使得所堆積的肝醣傷害細胞與肌肉功能，其影響性在新生兒出生後幾個月內就會出現，例如心臟肥大與肌肉無力，可能無法行走，需要仰賴呼吸器。若能及早接受酵素治療，可改善寶寶的運動功能，也能延長生命。

法布瑞氏症：發生率男性約為一千多分之一，女性為四萬分之一。此症多發生於男寶寶。由於酵素的基因缺陷，導致部分脂質無法被代謝，而堆積於血管內皮細胞上，傷害神經系統，造成心臟、腎臟等部位病變。患者常有四肢劇痛症狀，嬰幼兒時期無法言語表達，也會出現視力混濁不清、血管角質瘤等狀況。患者罹患心臟病與腎臟病機率較高。可以藉由注射酵素加以治療，大約每兩週必須到醫院注射一次。

嚴重複合型免疫缺乏症：發生率約為六萬分之一到八萬分之一。此症病因是免疫問題，較易受疾病傳染，容易感染各種細菌、病毒與黴菌，常伴隨慢性腹瀉與生長問題。寶寶無法接種活性疫苗，例如卡介苗，一旦接種，不但無法產生抗體，反而會因此患病。多數患病寶寶初期沒有症狀，但如果出生時臍帶傷口超過十四天才癒合，不易自行脫落，就可能患有此症。

遺傳學是重要的公衛議題

許多經由篩檢發現寶寶患有先天性代謝異常疾病的家長，會質疑為什麼產檢做了一堆檢查，卻沒能發現孩子的疾病？這是因為產前檢查項目，多為染色體異常檢查，並不包括胎兒先天性代謝異常疾病，這些新陳代謝疾病雖然是基因問題，但是媽媽懷孕時的染色體檢查，主要針對結構與數目是否異常，這也是現階段醫學力猶未逮之處。

同時，寶寶在媽媽肚子裡，尚未靠自己進食與進行新陳代謝，也無法得知是否有代謝方面的問題。通常是第一胎出生後被檢出有相關疾病，可做為下一胎懷孕時評估是否進行產前診斷，以及寶寶出生時的篩檢參考。

關於新生兒篩檢，理論上寶寶出生滿三天就可以做篩檢，兩週後就可以確認結果，最快一個月內可以開始治療。新生兒代謝異常疾病若超過兩個月才治療，多半就會對智力造成影響。不過篩檢的正確率多少有點誤差，篩檢結果有時呈現偽陽性（有該疾病）或偽陰性（無該疾病）。如果是偽陽性，只需要再次複檢；就怕是偽陰性，因而錯失治療契機，造成傷害。

我想安慰家長的是，遺傳病並沒有這麼可怕，寶寶接受篩檢後，及早治療，大多還是能正常生活。門診也常見到有些媽媽對新生兒篩檢結果感到無法接受，其實無須悲觀。若計畫生育下一胎，可先做基因檢測，就能避免同樣的病症。

不只是剛出生時的篩檢，按照政府發給的《寶寶手冊》，每一次寶寶來到小兒科做成長評估，也可以及早發現家族遺傳疾病。政府提供補助的十一項新生兒篩檢項目的疾病，皆納入《罕病法》提供的醫藥治療與特殊奶品補助。

前述這十四種遺傳疾病，是累積許多醫學研究之後，明確找出遺傳模式的病症，因此，時至今日才能夠透過新生兒篩檢機制，篩檢出先天性疾病，並且有治療的方法。至於那些現階段尚無法篩檢出的疾病，我們也可以預期在累積醫學界的智慧與努力之後，將逐漸發展出篩檢的方法。

雖然現在健康資訊發達，但是現代人結婚、生育，還是鮮少做到完整的健診與諮詢，因此有必要推廣遺傳學的知識。遺傳學是攸關大眾的公共衛生議題，推廣的目的並非渲染機率萬分之一的罕見疾病，而是希望讓更多人了解這是每個人切身相關的課題。舉例來說，現代人常見的過敏問題、糖尿病、高血壓等慢性病，甚至癌症，都和家族遺傳相關。我們都應該對自身先天的體質有所認識，透過後天為健康加分。

不是所有疾病都能篩檢

就因為尚有無法事先篩檢出來的疾病，才會有明明通過新生兒篩檢的孩子，在後續成長過程中發現異狀，就醫後診斷出其他先天性疾病。「舒舒」與「星星」，患的就屬無法事先篩檢出來的疾病。

舒舒（化名）來看診的時候，已經十三歲了，當時身高僅一三八點八公分，體重也只有三十二點五公斤，比起同年齡的孩子，生長曲線遠遠落後。因為身材實在瘦小，家長帶著他四處求醫，希望求得一個解答。

經問診，得知舒舒為滿三十八週以自然產出生，但出生時體重不滿兩千五百公克，體型比一般寶寶小，體重偏輕。舒舒是爸媽所生的頭一胎寶寶，深受全家人關愛。出生後所做的健康檢查，除了輕微的心房中隔閉鎖不全以外，沒有什麼特殊的異狀。

新生兒出生兩週內，左右心房中隔上的卵圓孔尚未閉合，是常見且正常的生理現象（圖1）。卵圓孔是寶寶在媽媽肚子裡的胎兒時期，兩心房血液相通的孔洞，在寶寶出生後，肺部開始作用，開始了肺循環，大約寶寶滿一個月後，卵圓孔就會因為左心房內壓力增加而閉合。

新生兒出生時若無明顯的心雜音、心衰竭或皮膚發紫的發紺症狀，通常在出生一個月後，再找兒童心臟專科醫師做自費心臟超音波篩檢❷，並依檢查結果加以追蹤。

舒舒在嬰幼兒時期，就被診斷為身材矮小，找上我的門診時，是家長為了尋求第二意見。照例，我先計算出舒舒在理

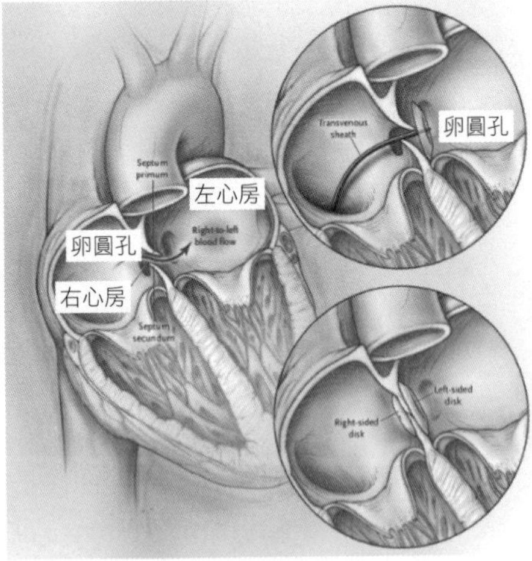

圖1 新生兒的心房與卵圓孔。

圖片來源：新英格蘭醫學雜誌／兒童心臟科會客室

論上的遺傳身高，得知其父母身高分別為一五一和一五四公分，以公式算出他的遺傳成年身高可長到一五八公分。但是從小到大，舒舒的成長曲線都落在最後的三%。

我觀察他的外觀特徵，只有手肘外翻比較明顯，整體模樣比較像透納氏症，但透納氏症為發生在女性的遺傳疾病，診斷出來，舒舒的病症為努南氏症❸，而努南氏症又稱為男性的透納氏症，難怪其特徵如此相似。

---

❷ 兒童心房中隔缺損，依缺損大小，進行心臟超音波篩檢與追蹤檢查：
1. 缺損大小在3.0 mm以下（含3.0 mm），建議一歲後進行一次心臟超音波檢查。
2. 缺損大小在3.0 mm以上至5.0 mm，建議六個月到一歲之間進行追蹤檢查。
3. 缺損在5.0 mm～8.0 mm之間，在三到六個月後進行。
4. 缺損大小在8.0 mm以上（含8.0 mm）時，則建議應由兒童心臟專科醫師追蹤檢查，並依幼兒的臨床症狀來安排後續的心臟超音波檢查。（資料來源：臺灣兒科醫學會兒童心臟次專科委員會）

❸ 努南氏症（Noonan Syndrome）屬於體染色體顯性遺傳，發生率為千分之一到二千五百分之一。病症主要是身材矮小、先天性心臟缺陷及不同程度的發育遲緩。外觀特徵有蹼狀頸、漏斗胸、眼瞼下垂、眼距過寬、青春期延遲、凝血異常及少部分的患者有學習障礙或輕微的智能障礙等。多數個案為無家族史的偶發案例，也有部分個案為父母任一方帶有突變基因的遺傳所致。（資料來源：罕見疾病基金會）

舒舒的案例很特別，因為透過一般的抽血檢查都看不出問題，甲狀腺功能也顯示為正常。所以我讓他做基因檢查，才發現有一個基因突變，而且是很特殊的突變點，全世界都還沒有相同的案例被揭露過。雖然努南氏症並不是特殊的罕見疾病，但是舒舒身上的基因突變點十分特殊。

舒舒的媽媽總算找到孩子成長遲緩的病因，因為打從孩子出生開始，她就為了舒舒瘦小的體型感到憂慮，雖然夫妻倆身高都不算高，親朋好友基於善意也都說父母不高，遺傳給孩子也不會高，但是舒舒的媽媽總覺得哪裡不對勁，還是帶著孩子就醫。

雖然較晚發現成長遲緩的癥結，但是透過生長激素治療多少可以補救，舒舒到骨齡十六歲停止生長後，最終身高比來看診時多了幾公分。

我認為，所有的家長不只該留意身高的生長曲線，還要注意孩子身體與其他人不同的特徵，不要過度緊張，但是多一分謹慎是必要的。

舒舒是家中的獨生子，從父親遺傳到這種病症的機率是二分之一，這涵蓋兩個重大的意義：一是父親要留意心臟方面的問題，二是舒舒未來成家生育，必須注意遺傳諮詢，也適用基因篩檢，避免下一代得到同樣的病症。

另一個故事，則是一個跨海求診的家庭。

小名叫星星（化名）的男孩，大約是國小四、五年級，給人的印象可愛討喜。他是父母親請臺商朋友打聽，特地從中國來臺北看診的孩子。為了接受評估與診療，初期每三個月得大費周章約診、搭機來臺，後來一段期間，父母親也為他安排進了桃竹地區的特殊教育學校。

星星是科恩綜合症④的孩子，是來自父母親的隱性遺傳，基因發生突變。這類病患長相特徵十分相似，性格上尤其樂觀開朗，醫學上定義為「過度友好」。星星經診斷後，很快展開復健與治療，並且定期追蹤。

④科恩綜合症（Cohen Syndrome）是位於第八對染色體上的 VPS13B 基因有缺陷造成的。患者是自父母雙方各遺傳一條突變的基因所致。此症為嬰幼兒時期生長遲滯與低肌張力、發展遲緩、小頭畸形，青少年時期開始出現軀幹肥胖、智力受損，伴隨中重度神經運動遲緩，視網膜脈絡膜失養症及近視等。部分患者性格過度開朗。科恩綜合症屬於體染色體隱性遺傳，不分男女，每一胎皆有四分之一的機率可罹患此症，目前無法根治。（資料來源：罕見疾病基金會）

星星的父母親之所以來臺求醫，另方面也為了接受遺傳諮詢，他們想要再生育第二胎，因此透過產前檢查等評估，順利生了健康的寶寶。後來這一家人從中國移民到加拿大。

有一回，我恰好到加拿大溫哥華參加醫學研討會，經由社群網路竟被星星得知了我的行程。他傳訊息問我：「阿姨，你也到溫哥華啦？我們現在也住在這裡呢！」這個意外的問候，讓我感到驚喜，星星的媽媽特地帶他來與我見面。我看著星星，仍然那麼天真開朗；他告訴我，到了加拿大照樣接受定期追蹤治療，還騎馬做復健呢。

看著曾經診療過的病人，生活過得快樂，讓我感到欣慰。不過，我也想到，星星很幸運，他生在一個經濟條件優渥的家庭，能得到很好的照顧。如果是一般家庭，就沒有辦法給孩子這麼高規格的醫護。

「撐下去，就是你的了。」我常用這句話來鼓勵家長和病友。我知道，孩子病了，對家庭來說不只是經濟負擔加劇，對親屬的體力和心理都是漫長的考驗。既然上天給了挑戰，那就接納並且盡力而為吧。

遺傳學小知識

產檢就像海關點收

社會大眾已普遍具備應做產前檢查的概念，並且願意多做檢查，在這種情況下，若不幸還是遭遇孩子有遺傳疾病，容易發生醫療爭議。

我給學生上課或應邀演講時，會試著這樣比喻：你從國外訂購了一套總數二十三對花瓶，漂洋過海運送到了海關，點收時，照單檢視花瓶總數是不是二十三對，總共有四十六只花瓶，大致上看到花瓶的外形也無誤。

等到這些花瓶出關，運送至家裡，你開始有時間一一仔細端詳，卻突然發現其中一只花瓶，在瓶口有一個微小的裂痕。這就像產前染色體檢查一樣，從數量和和輪廓結構都看起來沒問題，可是個別的基因卻藏了缺陷，進而產生功能性的損傷。

不可諱言，各種檢查仍有盲點；已知的疾病可被篩檢出來，但仍有不明原因的疾病無法篩檢。

CHAPTER 5

追蹤生長曲線，把握調整時機

小時候胖，可能就是胖，還可能「一直胖」外加「性早熟」。過於瘦小的孩子，則可能因為營養攝取不足，導致發育遲緩或生長落後。

從媽媽們懷孕開始，胎兒是否長得頭好壯壯，就是家長最關心的事。如何一人吃兩人補，把充足的營養供應給寶寶，但不要把多餘的體重留給媽媽，是媽媽們最熱門的話題。可惜的是，許多孩子出生後，過了學齡前《寶寶手冊》上建議的定期檢查時期，來到了學齡期，家長反而容易忽略孩子該有的成長進度。

有些孩子脫離了幼兒時期的嬰兒肥模樣，可能長高卻瘦巴巴的，有的則是消去了軟呼呼的肉臉頰，整個身材嬌小得和年齡不成比例。更有些孩子，吃多睡好，長得又壯，甚至有點胖，一副圓呼呼的模樣。

老一輩的人會說「小時候胖不是胖」，但不論從醫學或從現代人的飲食習慣、生活作息來分析，「小時候胖，可能就是胖」，還可能「一直胖」外加「性早熟」。至於過於瘦小的孩子，則可能營養攝取不足，呈現發育遲緩或生長落後。

每個人長得高矮胖瘦，絕對是來自父母親的遺傳基礎，包括第二性徵來的早晚，也深受遺傳因素影響。從孕育新生命開始，家長可以參考《媽媽手冊》，得知每個孕期母嬰的生理與成長變化。等到寶寶出生後，則可參考《寶寶手冊》，定期帶孩子到兒科健診，確認每階段的成長發展。到了孩子上小學，學校每學期都會安排身高體重等基本健康檢測。

可是，很多人都忽略了，孩子從出生到成年，整個生長發育過程，其實不只需要長時間記錄，更需要定期檢視，還得對照遺傳的生長軌道，才有助於發現成長「卡關」的問題，促進優質的成長。

檢視生長曲線，莫忘對照遺傳軌道

舉例來說，在我的門診，有不少爸爸、媽媽為了孩子身材矮小而煩惱，有的是孩子體重過重，錯誤飲食卻節制不了。還有小小年紀卻長著超齡的高壯體格，竟然早早就出現性早熟的徵兆。

只看孩子們「環肥燕瘦」的外表，可能不以為存有病徵，因此容易忽略他們身體所需要的幫助，包括營養、睡眠和運動的缺乏。由各時期身高與體重所組成的生長曲線，其實能對照出身體發育是否正常，或是透露異常的生理訊號。

值得注意的是，不只是家長，還包括醫護人員，很可能只對照生長曲線的區間標準，來判斷受檢孩子的發育狀態，卻往往沒有去比對這個孩子天生的遺傳軌道，所以錯過「看起來正常，實則異常」的生長徵狀。

當我檢視每個孩子的身高體重，是否符合正常的生長曲線時，必定會先將父母親的身高體重加以分析，先得出這孩子的遺傳身高體重之後，再去比對這孩子各個成長階段是否長得夠高或者胖得失常。

進一步細說生長曲線的重要性之前，我再分享點媽媽經；正如所有父母背負的任務，就是讓每個寶寶在呵護下逐漸茁壯，每個階段的生長需求不同，按部就班是最重要的。

我的三個孩子，出生時的身材條件不同，老大因為是早產，剛出生住過保溫箱一個月，當時身形很幼小，所以我就特別關注他生長發育的進度。如果先天不良，後天當然要更注重營養。有句話說，含辛茹苦把孩子「拉拔長大」，光是讓他們好好吃飯，就真的煞費苦心了。

老大一直到三歲以前，幾乎只喝奶，很少吃副食品，兩歲多的時候，一天可以喝七八瓶奶。他們的外婆幫我帶孩子，黔驢技窮，只好使出聲東擊西的方法，趁孩子看電視的時候，把飯菜等食物用湯匙送進他嘴裡，能「偷渡」多少算多少。

老二更絕，不僅奶喝得少，還什麼都不吃，我怕他會營養不良，就搭配成分為高能量配方的營養奶粉，以質補量。遇上他鬧憋扭不喝，也用過連哄帶騙加灌奶的土法。老三出生時，體格較佳，再加上有前兩胎的經驗，進食方面相對順利。

等三個孩子開始上學，陸續接回臺灣來，每日餐食我就得費心注意營養均衡。做為職業婦女，工作時間又長，我沒時間費工做料理，多半尋求簡單的烹飪方法。

成長發育中的孩子，要攝取足夠的澱粉類主食，也需要優質的蛋白質。我常用電鍋蒸煮雞湯，只需要幾隻雞腿、雞翅再加點水清蒸，就是短時間可完成，很方便的好料理。每天足夠分量的蔬菜、肉、蛋、奶類，均衡攝取。等他們長大一些，放學後需要去安親班，而我因為上班無法送餐，就會事先向熟識的自助餐餐廳訂餐，囑咐米飯和肉菜等配比，再請商家代送至安親班給小孩吃。

正餐吃得好，吃得飽，還要搭配少吃甜食，不喝飲料。這三兄弟如今都大學以上的年紀，身高長到約一八二、一八三公分。小時候身形最弱小的大哥，如今身材最高壯，總算是把先天不足給補回來了。

記錄身高體重，同步留意心智發展

除了孩子身材體格的發育之外，應留意的是每個年齡都有該發展到位的心智能力。我家老大幼年時因為身型瘦小，那顆頭就更顯得大；俗語說「七坐八爬」，七個月會坐、八個月學會爬，在我家那位大頭哥身上，來得遲了。我娘家母親，也不忘叮嚀我要注意，孩子的發展比別人顯得慢。加上親戚的女兒和我家老大差不多年紀，但是發育得早，身手矯健也口齒靈光。相形之下，不免擔心孩子會不會有心智遲緩的問題。

我家老大，兩歲時才開口叫爸爸媽媽，之前都不講話，與人互動多半是笑著點頭。就連我先生也因旁人好意提醒，再經過與其他孩子比較後，多少有點心慌，忍不住問我：「孩子是不是出問題了？」

做為小兒科專科醫師，我清楚知道，孩子在每個成長階段身心發展該有的歷程，評估他們的生長發育時，有可參考的生長時程區間，但不可忽略的是每個孩子仍存在著個別差異。

為了讓另一半放心，我把孩子帶到面前，先是叫喚他的名字，看他是不是能專注聽我說話；接著再問他，頭髮在哪？眼睛在哪？他都能一一正確指出來。當我再問他：「你的牙齒呢？」這孩子立刻咧嘴露出小小的白牙。當年那個「實驗給爸爸看」的場景，我至今記憶猶新。

我在門診推廣衛教知識的時候，同樣是這樣教導爸爸、媽媽，藉由簡單的情境與發問，來測試孩子的認知發展。要點是，用正常說話的語調和孩子說話，觀察他能不能正確解讀你給他的訊息，並利用當時符合其能力的方法與人溝通。

和許多讓爸媽擔憂的沈默孩子一樣，當我家那個總是以微笑點頭代替金玉良言的大兒子開始說話後，嘰嘰呱呱的 baby talking 就愈來愈使人難以招架。當他把話說得愈來愈清楚，正是他對世界好奇心大爆發的萌芽期，常常一說就是一長串，一個問題帶著下一個問題，總是想尋求解答。我還記得，有一回外出搭計程車，這孩子講個不停，讓司機先生忍俊不住。

對孩子的成長評估，要對照一個時程的區間，而不要完全被「比較值」給綁架了。

不只飲食，睡眠和運動對孩童的成發育也很重要。我家的時鐘總是撥快半小時，從孩子小時候開始，每天都要求他們九點前要上床睡覺，學齡期的孩子每日睡眠時間至少要達九小時以上，青春期時也要睡足八到十個小時才夠。我認為，培養孩子的競爭力，要從日常生活作息與飲食做起，身心健康，才談得上好好學習。

我和先生都從事醫療工作，每週有六天要工作，沒有門診的時候，有時可以像上班族一樣五六點下班，遇到門診人多的時候，遲至晚間九點、十點，甚至十一點多才下診的情形也常見。雙薪家庭的育兒難處，我們體會很深。從小養成孩子健康的作息習慣，真的不容易，但必須想辦法堅持。

門診的成長難題

「哎呀，醫師，這孩子喝牛奶會過敏，但是他又不喜歡喝豆漿。因為信仰的關係，我們家也不吃牛肉。不讓他吃糖，他就會亂發脾氣，正餐也不吃！」聽到孩子的媽媽焦慮地把問題一股腦吐出來，做為醫師也會跟著深呼吸一口氣。但最令我感到無力的是，導正孩子的飲食習慣，調配正確的營養供給，真的沒有捷徑，家長要多費心思，比孩子更有毅力的去教導他們克服偏食的習慣。

很多人認為，由於經濟與物質環境相對提升，現代兒童應該少有營養不良的問題吧！但是實際上並非如此，許多兒童每日攝取的營養不足，並未充分供應身體成長所需的質量。

以七到九歲的兒童為例，按活動量不同，男孩每天所需攝取熱量約為一千八百卡到二千一百卡（表1），與一名每日活動量適中的成年男性，每天所需熱量相差不多。如果以一名小學一年級的男孩為例，他一天所需要攝取的米飯，以及肉類蛋白質

表 1　學齡兒童每日飲食指南

年齡		7~9				10~12			
活動量		男孩		女孩		男孩		女孩	
		適度	稍低	適度	稍低	適度	稍低	適度	稍低
熱量（卡）		1800	2100	1650	1900	2050	2350	1950	2250
食物種類	全穀根莖類（碗／建議：未精緻與其他類比例）	3 (2:1)	3 (1:2)	3 (2:1)	3 (1:2)	3 (1:2)	4 (1.5:2.5)	3 (1:2)	3.5 (1.5:2)
	豆魚肉蛋類	4	6	3	6	6	6	6	6
	奶類（一份／一杯240cc）	2	1.5	2	1.5	1.5	1.5	1.5	1.5
	蔬菜類（一份／一碟或七分滿碗）	3	4	3	3	4	4	3	4
	水果類（一份／一個拳頭大小或七分滿碗）	2	3	2	3	3	4	3	3.5
	油脂與堅果種子（一份／一茶匙）	4	6	4	5	6	6	5	6

說明：

1. 活動量評估：
   輕度：例如靜態的畫畫、聽故事、看電視。一天內總計約一小時的輕量運動，例如走路、騎慢速腳踏車。
   適度：例如遊戲、帶動唱。一天總計約有一小時較激烈的活動，例如跳舞、玩球、爬上爬下、跑來跑去。
2. 每日喝兩杯牛奶，可提供兒童生長所需的蛋白質、維生素 B2 及鈣質，促進骨骼與牙齒生長。豆魚肉蛋類皆含有豐富蛋白質，可常變換吃且不過量。
3. 蔬菜類：深綠色與深黃紅色蔬菜的維生素Ａ、Ｃ及鐵質都比淺色蔬菜含量高，每天至少該吃一份（100 公克）。

資料來源：臺北醫學大學附設醫院營養室

等食物，分量應該與他的四十歲父親一天所需幾乎相近（表2）；小男孩所需熱量甚至比媽媽還要多出二、三百卡呢！

小小的孩子，竟然一天得吃進這麼多的營養，他的身體需求甚至高於成年人。許多爸爸、媽媽一聽我舉出的實例，常常感到震驚，也才明白孩子每天小小的胃口，根本就沒有吃進足以讓身體正常發育所需要的養分。

寶寶從出生後，身體各項機能便呈現快速成長。兒童至青少年時期是身心發育的爆發期，日常攝取的營養，會優先提供大腦等重要器官使用，其次才由身體各部位加以

表 2　成年人每日熱量需求

性別	年齡	活動強度與熱量需求				身高（公分）	體重（公斤）
		低	稍低	適度	高		
男	19~30	1850	2150	2400	2700	171	64
	31~50	1800	2100	2400	2650	170	64
	51~70	1700	1950	2250	2500	165	60
	70+	1650	1900	2150			
女	19~30	1500	1700	1950	2150	159	55
	31~50	1450	1650	1900	2100	157	54
	51~70	1400	1600	1800	2000	153	52
	70+	1300	1500	1700		150	50

資料來源：國民健康署

吸收。依照人體對營養吸收的優先順序，大腦等重要器官攝取養分之後，營養有餘才會長身高，再有餘才增加體重。兒童和青少年是運動量很大的個體，多數吃下肚的營養都會被消耗掉，有多的才能儲存（青少年每日所需熱量，見表3）。

每個人的身高與體重，有合理的比例。世界衛生組織就採身體質量指

表3 青少年每日飲食指南

年齡	13~15				16~18							
生活活動強度	稍低		適度		低		稍低		適度		高	
性別	男	女	男	女	男	女	男	女	男	女	男	女
熱量	2400	2050	2800	2350	2150	1650	2500	1900	2900	2250	3350	2550
全穀根莖類（碗）	4	3	4.5	4	3.5	2.5	4	3	4.5	3.5	5	4
豆魚肉蛋類（份）	6	6	8	6	6	4	7	5.5	9	6	12	7
低脂乳品類（杯）	1.5	1.5	2	1.5	1.5	1.5	1.5	1.5	2	1.5	2	2
蔬菜類（碟）	5	4	5	4	4	3	5	3	5	4	6	5
水果類（份）	4	3	4	4	3	2	4	3	4	3.5	5	4
油脂類（茶匙）	6	5	7	5	5	4	6	4	7	5	7	6
堅果種子類（份）	1	1	1	1	1	1	1	1	1	1	1	1

資料來源：國民健康署

數（Body Mass Index，簡稱ＢＭＩ）做為衡量肥胖程度的標準；計算公式是以體重（公斤）除以身高（公尺）的平方（表４）。國民健康署建議成人ＢＭＩ應維持在十八．五（kg/m2）到二十四（kg/m2）之間，太瘦、過重或太胖皆有礙健康。

研究指出，當一個人的ＢＭＩ到達或大於二十四時，顯示體重過重或是肥胖，將增加糖尿病、心血管疾病、惡性腫瘤等慢性疾病的罹患風險；過瘦的身體同樣會有營養不良、骨質疏鬆、猝死等健康隱憂。

每個人的身高體重皆與遺傳相關，因此在定期檢視孩子的生長曲線時，理當將遺傳曲線納入比較的基準。在我門診，如果遇到為生長發育問題前來的孩子，我會先採計父母親的身高，經公式推算出小孩先天的遺傳身高，再比較這孩子目前實際的身高體重。

一般的健兒門診，直接量測身高與體重的數值，記錄在生長曲線表上。我會特地多一道計算遺傳身高的程序，目的是既可做為評估小孩成長的遺傳基準，還能進一步推算出孩子可以生長的最優和最低的預期身高。

表 4：兒童及青少年ＢＭＩ值與體態

年齡	男生				女生			
	身體質量指數與狀態				身體質量指數與狀態			
	$BMI = \frac{\text{體重（公斤）}}{\text{身高}^2\text{（公尺}^2\text{）}}$							
	過輕	正常	過重	肥胖	過輕	正常範圍	過重	肥胖
	BMI <	BMI 區間	BMI ≧	BMI ≧	BMII <	BMI 區間	BMI ≧	BMI ≧
0	11.5	11.5-14.8	14.8	15.8	11.5	11.5-14.7	14.7	15.5
0.5	15.2	15.2-18.9	18.9	19.9	14.6	14.6-18.6	18.6	19. 6
1	14.8	14.8-18.3	18.3	19.2	14.2	14.2-17.9	17.9	19.0
1.5	14.2	14.2-17.5	17.5	18.5	13.7	13.7-17.2	17.2	18.2
2	14.2	14.2-17.4	17.4	18.3	13.7	13.7-17.2	17.2	18.1
2.5	13.9	13.9-17.2	17.2	18.0	13.6	13.6-17.0	17.0	17.9
3	13.7	13.7-17	17.0	17.8	13.5	13.5-16.9	16.9	17.8
3.5	13.6	13.6-16.8	16.8	17. 7	13.3	13.3-16.8	16.8	17.8
4	13.4	13.4-16.7	16.7	17.6	13.2	13.2-16.8	16.8	17.9
4.5	13.3	13.3-16.7	16.7	17.6	13.1	13.1-16.9	16.9	18.0
5	13.3	13.3-16.7	16.7	17.7	13.1	13.1-17.0	17.0	18.1
5.5	13.4	13.4-16.7	16.7	18.0	13.1	13.1-17.0	17.0	18.3
6	13.5	13.5-16.9	16.9	18.5	13.1	13.1-17.2	17.2	18.8
6.5	13.6	13.6-17.3	17.3	19.2	13.2	13.2-17.5	17.5	19.2
7	13.8	13.8-17.9	17.9	20.3	13.4	13.4-17.7	17.7	19.6
7.5	14	14.0-18.6	18.6	21.2	13.7	13.7-18.0	18.0	20.3
8	14.1	14.1-19.0	19.0	21.6	13.8	13.8-18.4	18.4	20.7
8.5	14.2	14.2-19.3	19.3	22.0	13.9	13.9-18.8	18.8	21.0
9	14.3	14.3-19.5	19.5	22.3	14.0	14.0-19.1	19.1	21.3
9.5	14.4	14.4-19.7	19.7	22.5	14.1	14.1-19.3	19.3	21.6
10	14.5	14.5-20.0	20.0	22.7	14.3	14.3-19.7	19.7	22.0
10.5	14.6	14.6-20.3	20.3	22.9	14.4	14.4-20.1	20.1	22.3
11	14.8	14.8-20.7	20.7	23.2	14.7	14.7-20.5	20.5	22.7
11.5	15.0	15.0-21.0	21.0	23.5	14.9	14.9-20.9	20.9	23.1
12	15.2	15.2-21.3	21.3	23.9	15.2	15.2-21.3	21.3	23.5
12.5	15.4	15.4-21.5	21.5	24.2	15.4	15.4-21.6	21.6	23.9
13	15.7	15.7-21.9	21.9	24.5	15.7	15.7-21.9	21.9	24.3
13.5	16.0	16.0-22.2	22.2	24.8	16.0	16.0-22.2	22.2	24.6
14	16.3	16.3-22.5	22.5	25.0	16.3	16.3-22.5	22.5	24.9
14.5	16.6	16.6-22.7	22.7	25.2	16.5	16.5-22.7	22.7	25.1
15	16.9	16.9-22.9	22.9	25.4	16.7	16.7-22.7	22.7	25.2
15.5	17.2	17.2-23.1	23.1	25.5	16.9	16.9-22.7	22.7	25.3
16	17.4	17.4-23.3	23.3	25.6	17.1	17.1-22.7	22.7	25.3
16.5	17.6	17.6-23.4	23.4	25.6	17.2	17.2-22.7	22.7	25.3
17	17.8	17.8-23.5	23.5	25.6	17.3	17.3-22.7	22.7	25.3
17.5	18.0	18.0-23.6	23.6	25.6	17.3	17.3-22.7	22.7	25.3

資料來源：國民健康署

遺傳身高的計算公式男女有別，公式分別為：男生：父母親身高之和加上十一，再除以二；女生：父母親身高之和減去十一，再除以二。以此公式算出的數值，男生加減七點五公分，女生加減六公分，就是他／她的遺傳身高的區間（表5）。

舉例來說，我和先生身高各為一六八、一七一公分，我們生了男孩。依照公式計算出兒子遺傳身高可為一七五公分，但受到後天因素影響，會產生正負七．五公分的誤差，因此得出我們的兒子遺傳身高區間為一六七．五到一八二．五公分。若我們生的是女兒，照公式計算得出，她的成年身高會落在一五八到一七〇公分。

將父母給孩子的遺傳身高，對照到相應的生長曲線表，可以找到該身高所在的百分比區間，若以我家兒

表 5　遺傳身高計算公式

男生：（父親身高＋母親身高）＋ 11÷2 ＝遺傳身高（±7.5 公分後為身高區間）
女生：（父親身高＋母親身高）-11÷2 ＝遺傳身高（±6.5 公分後為身高區間）
例　父親 171 公分，母親 168 公分 兒子：（171 ＋ 168）＋ 11÷2=175（167.5~182.5 公分） 女兒：（171 ＋ 168）-11÷2=164（157.5~170.5 公分）

（單位為公分）

子為例，他的遺傳身高應該位於七五％～九〇％區間；也就是說，在遺傳身高的軌道上，孩子從小到大的生長曲線應該保持在七五％～九〇％，如果他可以超過這個標準，便可視為達到遺傳的最佳表現了。

由於孩子的生長無法完全按照理論，始終保持在遺傳軌道上，有時慢點，有時快點，所以，家長也無須過度緊張。只要定期檢視孩子的生長，不要偏離應有的區間太多，多半不會有生長遲緩的問題。

一般的兒科健診，必定會特別叮囑孩子生長曲線低於三％的家長，意思是這個受檢兒童的生長表現是同齡者中最落後者。只要不是低於這個標準，醫生會判定孩子的生長屬於正常。

不過，我認為用大數的平均值做為評斷的依據，尚欠考量每個人的先天個別條件。這個考量仍舊不脫遺傳的影響性；一名遺傳身高為一八〇公分的孩子，和另一名遺傳身高為一五〇公分的孩子，兩人的生長軌跡必定具不同的先天性基礎。

我會對前來看診的孩子，記錄當下的生長數據，設定一段時間加以追蹤，同時檢視這孩子的飲食與生活作息，綜合先天與後天因素對生長情形的影響，有助進一步察覺潛藏的問題。

小時候胖，就是胖

「當你不知道你不知道什麼，才是問題所在。」我常跟學生說這句話，聽起來有點像繞口令，這句話的意思是：「當你不知道自己的無知，這是最大的問題。」

基因和遺傳，是人體健康無可規避的先天因素，每個人的體質有其強弱之處，後天該如何在遺傳的基礎條件下「趨吉避凶」，我認為是可以努力的。以身高來說，就是其中一項。以遺傳身高做為基礎，推算出身高的上下限數值，那代表透過後天調養，每個人都有機會生長出遺傳的最優表現。我稱這是後天努力而來的「優生」；其實也是優質的養育——「優養」。

有些似是而非的觀念，也常耽誤了下一代的成長。老一輩常說「小時候胖不是胖」，錯誤的認為小孩養得胖呼呼，就是奠定以後長高長壯的底子。實際上，「小時候胖，就是胖」，因為錯誤的飲食和不正常的生活作息，第二型糖尿病有年輕化的趨勢，有十三、四歲的孩子就因肥胖得到糖尿病，得終生吃藥控制。肥胖原本就是高血壓、高血脂、高血糖這三高疾病的致病主因。以前專發生在老年人身上的老人病，現在都提早十年、二十年發生。

教育部曾經在二〇一三年發布一份抽樣調查，體重過重及肥胖兒童，其血壓、血糖、血脂異常比率幾乎為體重正常兒童的兩倍。當時資料也顯示，臺灣每四名兒童就有一人屬於過重或肥胖，而肥胖兒童有二分之一的機率變成肥胖成人，若青春期時肥胖，成年後肥胖機率更高達三分之二，這些孩子都是心血管疾病、糖尿病等慢性疾病的「候選人」。肥胖還可能衍生性早熟、長不高等問題。

小時候矮，長大還是矮

按生長曲線，找尋遺傳的問題，並不是表面上去檢視一個孩子長得夠不夠高，而是透過追蹤遺傳生長曲線，去尋找使孩子身心得到最好發展與成長的方法。及時發現哪裡「卡關了」，協助孩子們發揮基因優勢。

被家長帶來求助生長問題的孩子，分為三類：第一類是身高、體重都低於標準值以下；第二類是身高沒問題，但體重過輕，瘦巴巴的；第三類是身高不夠，體重正常。這三大類的孩子，通常不會被認為是健康有疑慮，卻是來我門診佔比最多的族群，他們因為「看起來正常」，容易錯過治療和調整的時機。

來到我的門診的孩子，有三分之一是成長問題，三分之一是遺傳疾病，另三分之一是性早熟。性早熟和遺傳也大有關係，表現在外顯而易見的是身高、體重都超標。

如果有一個孩子身高、體重都長得很好，在同齡孩子中是高個兒，那麼大家就不大會覺得他有生長方面的問題。舉個實例，有一位媽媽身高約一百五十公分，她帶著四年級已經長到一百四十五公分的孩子來，媽媽起初認為按照孩子生長的狀態，再多長幾個五公分有什麼難，但是她不知道孩子的骨齡已經超齡。當骨齡超前於實際的年齡，那代表著這孩子身高的成長快到終點了！

骨齡是什麼呢？骨齡指的是骨骼的年齡，人體的骨骼有自己的生長規律，每個人的生長速度都有自己的步調，所以就算是同年齡的孩子，他們各自的生長速度也不一。

此外，在骨頭結構中，骨頭上下端具有稱為「生長板」的軟組織，這個組織可以不斷分裂與增殖。人體的骨頭「長大」的機制，大致為由腦下垂體分泌生長激素，生長激素作用於肝臟，肝臟分泌出生長因子，使骨骼開始生長。骨頭的生長是形成軟組織也就是軟骨，再從軟骨轉變為硬骨，在此過程中，人體就會因骨骼生長，在體型上長高長壯。

當骨齡愈大，相對的軟組織生長期將趨近尾聲，骨頭與骨頭之間的「生長板」會逐漸消退，直到最後密合。判斷骨齡的方法，是透過拍攝左手掌的X光片，檢視指節端的「生長板」成熟度。

骨齡生長期因性別而有差異，一般來說，男生可以長到骨齡十六歲，女生則長到骨齡十四歲。如果第二性徵出現，通常也宣告生長期快要結束。女生的發育比男生早，如果月經來潮後，多半在兩年內就不容易再長高了。這時，長得嬌小的女孩的家長，就需要特別留意。

每個人從出生到青春期，身體會快速成長。寶寶時期長得飛快，「一眠大一寸」不假，一歲以前每個月至少長一公分多，最多可以長高近兩公分。一到三歲時期，平均每年可長高九公分。學齡期兒童每年身高約長七公分。十一歲以上的青春期又來到衝刺期，少女一年可長高六到十二公分，少男一年可長高七到十四公分。

每個孩子的生長期大約是十四年到十六年不等，就像一場馬拉松，切記前面長得快，不代表可以跑得最遠、長得最高。「成長需要配速，每個階段穩紮穩打，達到該階段的目標」才是關鍵。所以，我們常看到小學坐在後排、個子高大的孩子，到了國中或高中，卻變成班上個子嬌小的小可愛了。

小時候高，不見得高；但小時候矮，卻有可能真的矮到大喔！

我建議每位家長，從孩子出生開始，每三個月就要測量孩子的身高、體重，尤其孩子開始上學，直到青春期結束前，將每三個月的生長數值記錄在生長曲線表上（見本書附錄），每半年、一年將點連成線，就可得知孩子的生長曲線。這條生長曲線必須循著一定的軌跡，若產生較大的偏離，短時間往上或向下超過兩個隔線，就有必要請專科醫師評估孩子的生長狀況。長太快或長太慢都不算正常。

長得快不如長得對。定期檢視孩子的生長曲線，有助於掌握加速或減速的時機。

注意生長曲線，掌握調整時機

愈來愈多爸爸、媽媽對孩子的成長抱有警覺性，因此來到我的門診。很多孩子都是兄弟姊妹一起來到門診，有趣的是，來自同一家「生產工廠」，親手足之間還真的長得不同調，有的姊姊高大、弟妹嬌小，有的哥哥瘦高、弟妹矮胖；真是各吹各的調。

每個孩子生長速度不同，體質也有差異，在成長過程中所面臨的問題各有不同。舉例來說，一對分別就讀國小一年級和五年級的兄弟來到我的門診，媽媽擔心的是弟弟太嬌小，常常體力不濟。又想到哥哥即將進入青春期，有沒有機會長得高壯一點。

照例，我先將這對小兄弟的父母身高加以推算，得出他們的遺傳身高為一七二・五公分，最好的身高可達到一八〇公分，最差的遺傳表現為一六五公分。按遺傳身高是落在生長曲線座標五〇%到七五%的位置。

哥哥十一歲六個月，身高一四五公分、體重三十三公斤，身高落在五〇%到七五%，符合遺傳落點的標準帶。體重雖然些微落到二五%到五〇%，但不算太差。弟弟六歲八個月，身高一一〇公分、體重十七公斤，身高與體重皆落在三%～一〇%，遠遠落後遺傳軌道。顯然弟弟的問題比較大，可能有營養不足和潛藏的問題。

我們要有個概念，人體對於營養的吸收，會以重要的器官優先取得營養，所以會長頭圍，長身高，營養利用有餘才會合成體重。大人因為不再長身高，所以攝取過多的營養就會增長到體重。

以這對小兄弟的案例來看，哥哥目前的生長符合遺傳，體重比身高略輕，但無大礙，我們要關注的是他的營養攝取是否足夠他在青春期成長所需，並且可以幫助他達到遺傳身高的最優數值。弟弟則必須透過飲食紀錄，檢視他攝取的營養是否種類和分量足夠，也可以透過糞便檢查，看看是不是有消化吸收不良的情形。

遇到生長落後的孩子，若有明顯外觀可見的不尋常，才需要進行更多的生化檢查。通常，我們該先從了解他的日常飲食與生活作息著手，精算出每個孩子成長所需要的營養，對照他實際攝取的食物，加以分析：種類對嗎？分量夠嗎？是否有充足的睡眠？有沒有適量的運動？或者是腸胃吸收不好？

針對生長狀況不良的孩子，我會交給家長一份功課，便是回家詳實記錄孩子一週內每日餐飲內容，隔週複診時，不只回到我的門診，還必須先接受營養科醫師的評點和指導。通常家長們都會驚訝於自己孩子的瘦小，有很大的原因是「營養不良」！

是的，許多孩子長不好，是因為「營養不良」。這個案例中的弟弟，他每天應該攝取相當於三碗白飯的澱粉，若換為麵條就是六碗才夠，每餐飯應該有相當於這孩子手掌大小的肉類等蛋白質食物。而不論年齡大小，我一定會建議家長讓孩子每天早晚一杯牛奶。

小兄弟的媽媽主訴，弟弟從寶寶時期就是吃飯慢吞吞的孩子，用餐時間過長，又常喝水配飯，由於有鼻子和皮膚過敏問題，她就想減少過敏原，減量供應牛奶給孩子。弟弟可能也因為過敏問題干擾，夜間睡眠品質不好，從寶寶時期就常夜驚哭啼。睡得不好，也會使生長進度遲緩。

第一階段我給小兄弟的處方，就是調整飲食，把不足的營養質量補上。如果孩子食量不大，那就花點心思，採用高質量的食物，例如一顆蛋可以抵上一份肉，米飯比麵食的質量高，蒸煮的馬鈴薯不做過度調味，也是很好的主食來源。

除飲食之外，我建議家長要督促孩子早睡並且睡足，三到五歲學齡前的孩子，每天需要睡足十三個小時，上了小學後，每天也要睡九到十一個小時；十四歲到十七歲青春期的孩子，每天也該睡足至少八小時。

睡眠不足，是現代社會的「文明病」，父母親若為雙薪的家庭，孩子多半得到安親班等家長下班才能接回家。回家後吃飯、寫功課、梳洗等，很快就到該睡覺的時間，但是很可能大人小孩還有事情沒完成。升學時期的大孩子，更是成為熬夜一族。隔天六點多得起床，趕著出門上學，睡眠肯定多半不足。

成長三寶：飲食、睡眠、運動

吃得對和睡得足，是攸關生長的兩大關鍵，人體生長激素分泌的時機和飲食與睡眠，必須充分搭配，才能發揮最大的效益。生長激素大量分泌有兩大時間點，一是飢餓的時候，二是睡覺的時候。

生長激素和血糖之間有著此消彼長的關係。三餐定時並且餐與餐之間不吃甜食，是重要的飲食原則。因為當人在飢餓時，生長素會啟動分泌，此時如果吃進糖分，身體會優先攝取使得血糖上升，當血糖上升，生長激素就會減緩作用了。讓孩子有餓的感覺，生長激素才有作用，餐與餐之間的點心，給孩子喝杯牛奶或是吃顆蛋，以蛋白質墊墊胃，是更好的選擇。

白天生長激素分泌較少，夜晚睡眠時間，則是生長激素大量分泌的時間，尤其晚上九點到凌晨三點的時段，是黃金睡眠期，也是生長激素最活躍的時刻。大家想想，小寶寶出生後，忙著吃飽睡、睡飽吃，一整天要睡十五到十七小時，這就是「一眠大一寸」的道理啊。

另一個刺激生長激素分泌的方法是運動。研究顯示，運動可促使生長激素分泌作用。運動是增高的有效方法，尤其是跳繩、投籃等這類往上跳的運動，帶有重力訓練與強健肌肉，對於強化骨骼有很好的效果。如果時間空間不允許，跳繩是投資報酬率最高，而且執行較容易的運動。在家原地跳高並伸展的運動，也是一種聰明的替代辦法。來我門診的孩子，有很多因為聽話照做，真的都長高了。

個子矮小的孩子，若不是營養的問題，我通常也會留意是否有新陳代謝的疾病。有的孩子患有甲狀腺低下，雖然不是很明顯，但是外顯的徵狀顯示他的生長受到影響。甲狀腺低下的小孩會長不高，動作慢吞吞，學習能力也較慢，若嚴重者，就會變成呆小症。新生兒篩檢就有針對甲狀腺低下的篩檢，若診斷出來有此症候，只需要服藥就能改善症狀，讓孩子恢復成長。

很多人將身高全然歸因於遺傳因素，高個兒生的孩子一定高，矮個兒生的孩子一定不高，這是錯誤的認知。事實上，身高與體格是先天與後天因素綜合的成果，每個人出生前，在媽媽肚子裡的胎兒時期約佔身高成長比例的二五%，出生後到青春期前約佔六〇%，青春期則還有一五%的成長比重。

矮個子的父母，不一定是遺傳因素導致身高矮，他們可能是因為後天因素而沒能長到遺傳身高的標準，因此，他們的下一代仍然有機會長得比父母還高。高個子的父母則可能是表現了遺傳身高的最高值，他們的下一代，雖擁有遺傳的優勢，若不善加發揮，還是可能長得遜於遺傳身高。

我有一個學妹，育有一對兒女，她察覺已經上國二的女兒似乎長不高了，所以擔心身形胖胖的弟弟可能也長不高。她帶著孩子來到我門診，我算出他們夫妻倆給孩子的遺傳身高有一七五．五到一八三公分，但是弟弟十三歲才一五五公分，如果要在十六歲前長到遺傳身高，至少每年要長高七公分才夠。

由於弟弟體型胖胖的，我判斷可能有性早熟的問題，於是安排抽血檢查，姊弟倆也照了骨齡。下次複診時，確認了我的初判，兩個孩子的生長板趨近閉合，弟弟的血液報告也有早熟現象。每回我遇到類似的案例，都會問家長，如果發現孩子矮小，怎麼沒有早點求診呢？媽媽回答，因為身高一八〇公分的爸爸認為，孩子的身高受遺傳影響，一定不會長不高。所以每次她對孩子的身高有疑慮，想帶孩子求診，爸爸就不以為然。

「不知道自己的無知」常是問題的癥結。我的學妹很自責沒能早一點追究孩子成長的問題。我則鼓勵他們，要從一五五長到一八〇公分很困難，但是把目標定在一六〇公分就相對容易了。經過生長激素的療程，這名男孩多長了兩三公分。我要強調的是，身高不高、個子矮雖然不是疾病，但總是有點遺憾。先天的遺傳的優勢沒能發揮，總是讓人感到惋惜啊。

當生長曲線偏離遺傳軌道

遺傳因素對人的生長具關鍵影響力，但是後天的努力也很重要，要懂得把握後天逆轉的契機。對於孩子的生長，只要偏離遺傳軌道，就有必要請專科醫師加以評估，即時補強不足之處。

我想呼籲小兒科醫師，關注兒童的健康，莫忘參考遺傳軌跡。檢視兒童的成長，不能像看考試成績單一樣，只看個體是否在全體數值中的正常範圍，而要考量個別的遺傳因子與資質。我還要提醒家長，注意孩子是否循著遺傳生長曲線生長。

一個簡單的數值是，學齡期的孩子一年至少要長高四到六公分，如果偏離這個成長率，就要注意。身高體重要合乎ＢＭＩ值。

因為有遺傳身高做為生長標準，我們才能推算出落後的身高如何追趕。以父母親給的遺傳身高為一七五公分，落在生長曲線七五％到九〇％為例，如果他們的孩子到了十歲，身高一三五公分，從遺傳的角度來看，就是成長落後了（圖１）。若符合遺

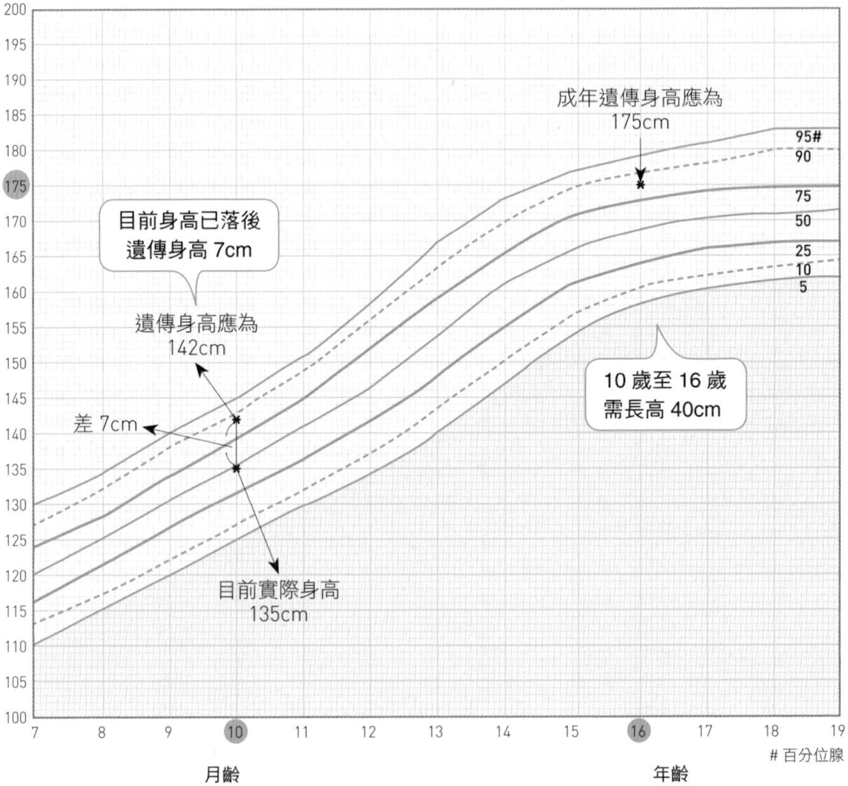

$$\frac{175\text{cm} - 135\text{cm}}{16\text{ 歲} - 10\text{ 歲}} = \frac{40}{6} = 6.6\ \text{cm}/\text{年}$$

圖 1 案例身高推算圖

傳曲線，這孩子十歲時應該要長到一四二公分才正常。

這個男孩若要在十六歲長到遺傳的一七五公分，表示在六年內要長足四十七公分，平均下來，每半年要長高四公分才夠。

對照政府宣導的每年長高四到六公分，屬於大數的平均值，僅能做一般性的參考，卻未能顧及每個人的個別差異。為此，我要特別提醒家長注意。

以這個小朋友的例子，你若不知道他的遺傳狀況，就不會知道他應該怎麼長。看完身高後，再對照體重，也應該落在七五％到九〇％，他的體重不能高於三十五公斤，也不能低於二十五公斤。體重過重有早熟的疑慮，體重太輕則顯示營養不足。

有的家長會問我：「楊醫師，我的孩子小學四年級，身高一百三十五公分，體重三十公斤，這樣正常嗎？」因為每個人的遺傳條件不同，我確實無法不經計算就立刻回答家長如此簡單的提問。

有個簡易的通則是，如果孩子的身高落在正確的標準，體重適中或略輕通常不會有問題。但常見的狀況是，體重超標會被忽略，若身高、體重都超標，同樣會有早熟的疑慮。

又高又重的孩子，通常早熟無人知

「性早熟的孩子，通常長得又高又重，體位多屬量表中前三%。」受到傳統觀念影響，似乎孩子長得高大胖嘟嘟的，就代表營養吸收好，而不被視為「異常」。少有人警覺，這群高胖的孩子因為「成長偷跑了」，會有性早熟的問題。

我遇過兩歲的女童，乳房已經開始發育。一般來說，女孩子約在十一歲時開始出現第二性徵，乳房會開始發育。性早熟的女孩，有的七、八歲就開始發育了。由於第二性徵的發育和女性賀爾蒙有關，而女性賀爾蒙儲存於肥胖細胞中；當一個人肥胖時，女性賀爾蒙便相對提升。過多的女性賀爾蒙會刺激生長板加速閉合。

女性的體質較容易性早熟，後天的環境賀爾蒙如塑化劑也會誘發性早熟。先天性因素無法改變，但後天就應該盡力改善和避免。當媽媽懷孕的時候，就要減少使用塑膠餐具與塑料用品，但就連居家環境，舉凡傢俱裝潢也都含有塑膠，孕婦無法避免的暴露在環境賀爾蒙中，如果懷的是女嬰，在胚胎期可能就受到影響，出生後就帶有性早熟的體質。當出生之後再接觸誘發因子，就容易發生性早熟。

由於女孩的發育較男孩早兩年，乳房發育也較顯而易見，女孩發生性早熟的比例是男孩的十倍。男孩的青春期相對較晚，睪丸發育又不易察覺，因此容易被忽略。

家長可以學著初判孩子是否出現第二性徵。女孩的乳房若在乳暈看起來澎澎的，不像嬰兒肥是整體圓潤的模樣，那就可能是乳房開始發育了。男孩是否開始發育，需要觸摸睪丸，睪丸位於陰囊內，形狀呈橄欖狀，按年齡逐漸長大，發育分為五期（表6）。十歲以前的孩童期尚未發育，尺寸約為一～三毫升；十一～十二歲青春期前期，尺寸約為四～六

表 6　睪丸發育五階段

時期	年齡（歲）	尺寸（ml/cm^3）
孩童期	＜ 10	1~3
青春期前期	11~12	4~6
青春期中期	13~15	8~12
青春期晚期	16~20	15~20
成年期	＞ 20	25

毫升；青春期中期約為十三～十五歲，尺寸為八～十二毫升；十六～二十歲進入青春期晚期，尺寸約為十五～二十毫升；二十歲後的成年期，睪丸發育約為二十五毫升。

前面提到，個子矮小的孩子容易被察覺生長狀態有異；反觀個子高壯的孩子，就不會引起關注。我要提醒家長，如果孩子在短時間急遽長高，也視為一種異常，如果不是十二歲後的青春期前期，卻在半年內暴長五、六公分，就要帶給醫師評估，是否有性早熟的可能。

性早熟在醫學上有嚴謹的定義，必須具備三條件：一、女生在八歲以前，男生在九歲以前出現第二性徵發育；二、骨齡比實際年齡超前兩年以上；三、體內賀爾蒙超過標準值。

成長是一種配速，從嬰兒到幼兒，再到學齡期乃至於青春期，生長的速度會先快後緩，青春期則是生長的最後衝刺階段。我們觀察孩子的成長，就要關注他該快快長的時候確實明顯長得快，該平緩一點的時候，也不該暴長。每個階段有每個階段的速度，過與不及都不正常。

當發現小孩性早熟時，首先要從調整飲食著手，同時增加運動量，這樣就可以減緩骨齡成長的速度。早睡和多運動，增加生長激素的作用，運動也能減少脂肪細胞，當然必定要戒甜食。「飲食」、「睡眠」、「運動」是調節成長的三寶。

我的一個門診案例，是一個五歲八個月的小女孩，阿嬤帶著她來。我一看這孩子就感到面熟，尤其是觸診時，女童長著不符年齡澎澎的「ㄋㄟㄋㄟ」，過早發育的乳房正是我感到面熟的主因。我猛然想起，就問阿嬤，孫女是否就讀某幼兒園呢？阿嬤很是驚奇地反問：「你怎麼知道？」

我跟阿嬤說，她的孫女是我到幼兒園做健診時發覺有異的個案，特別在健診單上做了註記，要求家長要帶孩子到醫院進一步診斷。阿嬤那天因為很匆忙沒帶回診單，我卻在觸診時一眼認出這對乳房。

這名女童胖胖的，可能因為肥胖導致性早熟。另一個可能則是新陳代謝問題，例如腦下垂體長腫瘤，因而分泌賀爾蒙使得乳房長大，或是子宮卵巢賀爾蒙過度分泌，刺激乳房長大。

因腦瘤而造成的中樞性早熟，通常發生在男孩的比例較高，七五%的男生性早熟都是長了腦瘤。腦瘤不見得是病變所致，可能是小時候得過腦膜炎，或是可能有水腦、積水。

我遇過一個很戲劇化的病例。一位媽媽帶著兒子來，主訴是發燒，這和平常我的門診多為生長發育、新陳代謝病人的情況不同。我除了關心他的感冒症狀，隱約察覺有一點不尋常；我的直覺告訴我，這個小孩怪怪的，他有早熟的現象。接著我為他做身體檢查，發現這男孩才十三歲，但是睪丸開始發育，也開始變聲了。

我跟孩子的媽媽說，孩子有點性早熟，為了爭取時間，馬上排檢查。之所以如此緊急，是因為性早熟的男生，每四人有三人為腦瘤或腦部病變；經過抽血檢查，確認他是中樞性早熟，立即又安排腦部核磁共振。這個原先只是因為發燒就醫的孩子，一時之間面臨一連串的大檢查。

還有一個胖胖的小病人，在浴室摔倒。他來到我的門診，我就先詢問病史，媽媽說小男孩以前不胖，長得帥帥的，成績也好，但是自從迷上打電腦遊戲，就整天宅在家，也不愛運動，愈來愈胖了，成績也不好了。

單從媽媽的埋怨，可能會認為這是親子之間的摩擦，但是媽媽所說「這孩子像變了一個人」的這句話，挑動了我的敏感神經。我覺得不對，一個孩子原本好好的，怎麼會有這麼大的轉變？直覺告訴我：「這孩子腦部出狀況，所以才會突然摔倒。」我追問男孩平常會不會發生抽筋，得到肯定的答覆後，我就立刻安排核磁共振的檢查。男孩的腦瘤得到證實，經過開刀後恢復良好，人也瘦了。

還有一個八歲多的男孩，身高一百三十六公分，是平均數前一〇%，高於遺傳身高五〇%的曲線。經我診斷，因為長得高，偏離正常，所以安排抽血檢查，結果顯示體內的女性賀爾蒙偏高，我盯囑家長要帶孩子定期追蹤。過了一陣子，我在院內的神經科門診遇到他，得知小孩手會麻，檢查結果是長了腦瘤。

透過孩子的身高、體重，不僅能得知他們的生長曲線是正常還是偏離遺傳軌道，更能發現隱藏的問題與疾病。簡單的記錄與觀察生長曲線，往往是孩子能否健康成長的關鍵。

醫師小叮嚀

吃甜點的時機

甜點不是不能吃，而是要在對的時間吃。正餐之間不要吃甜食，會影響發育，更忌諱以甜點做為正餐。三餐要攝取優質碳水化合物和蛋白質，可以使人體直接產生能量。如果是下課後，孩子要去運動，需要瞬間爆發力，可以吃一些高能量的食物，地瓜和馬鈴薯是不錯的選擇，不要只是吃發酵的麵包。

早餐可以食用優質碳水化合物搭配蛋白質，搭配一點甜的果汁或水果。放學後，做靜態活動例如彈琴、寫作業時，肚子餓不要直接給高糖分的食物，那會使人想睡覺。

晚上睡前容易肚子餓，建議喝牛奶、吃蛋、喝豆漿，蛋可以吃全蛋，不需要刻意挑掉蛋黃，全蛋並不會增加膽固醇的負擔。

喝牛奶不一定使人過敏

過敏的孩子很多，造成過敏的原因也很多元，舉凡遺傳因素或環境因素，也有特定食物會誘發過敏的。有些家長擔心乳製品會導致過敏，就不讓孩子喝牛奶，其實不見得是必要的禁忌。

身體的過敏反應和自身的抵抗力是一體兩面。喝牛奶會過敏，是因為牛奶是大分子的關係，身體的免疫機制會認為那是外來異物，所以攻擊它。如果常態適量攝取，身體就會適應，就不會有過敏反應。

很多人喝了牛奶容易拉肚子，這是因為腸胃道中消化乳糖的酵素，必須要接觸到乳糖才會分泌，如果很久不喝牛奶，腸胃缺乏消化的酵素，就會產生拉肚子的反應。有鼻子過敏的人，喝冷的鮮奶容易引發不適，那麼就可以飲用沖泡的奶粉，或者吃起士或優格。

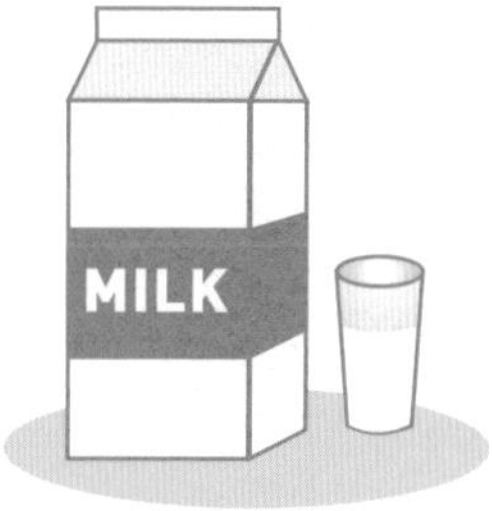

CHAPTER 6

黃金早療，彌補先天不足

即使罹患罕病，若能把握黃金早療期，即時積極治療、復健，透過後天的優養彌補先天不足，也能幫助罕病兒活出最好的狀態。

「孩子三個月的時候，我帶去一家教學醫院看診，當時的復健科醫生說我的孩子是白痴。我的個性不服輸，我心想，人家都說愛迪生只用了腦袋的百分之十，就可以成為天才，我就不相信我的女兒連百分之十的腦袋都用不上。」回想起十五年前，像是被判死刑，珮璇媽媽仍有著不服氣。

這是一個罕見疾病的案例，也是激勵人心的真實故事。在我從業多年的看診經驗裡，親眼見證這個家庭為孩子所付出的努力，眼見、聽聞他們分享孩子進步的成果，真的讓身為醫生的我感到欣慰，心靈受到滋養了。

珮璇大約三、四歲時來到北醫求診，在那之前，家長已經帶著她看過幾家醫院。她出生後被診斷為重度腦部退化的病兒，宣判最多活不過半年；又因為常拉肚子，看過腸胃科，還看過小兒精神科，幾經周折來到我服務的醫院。當我見到她時，從遺傳學的直覺，覺得這孩子很特殊，經染色體檢查，發現這是當時臺灣可能還沒有先例的46XY女性的病例。

什麼是46XY女性呢？先前說過，人體有二十三對染色體，最後一對性染色體由父親的XY與母親的XX各出一半所組成。如果胚胎得到父親的X染色體與母親的X染色體，就會孕育性染色體為XX的女寶寶；若得到父親的Y染色體搭配上母親的X染色體，那麼就會成為性染色體為XY的男寶寶。

因此，如果染色體的組合為46XY，這個寶寶應該是男性才對，可是就這麼奇妙，竟然有女寶寶是46XY染色體！

XY這兩條染色體是區別男女的關鍵，此外，還有一些因素會影響寶寶性別的發育。有的是來自母親X染色體上的雄激素接受器基因有缺陷，無法接受由睪丸分泌出來的雄激素，因而使得胚胎無法發展出男性外生殖器官；原本的男寶寶就會「女性化」。璇璇的狀況是，第九對染色體發生問題，導致她外顯的性別特徵與基因不符。

我記得珮璇小時候頭髮有點自然捲，長相有點混血兒的模樣，雖然不是很明顯的不尋常，但就感到她臉部特徵可能存著追查病因的重要線索。當時珮璇掛的是另一位醫師的診，我則是被邀請參加會診的醫師，耐不住心中的疑惑，我建議要幫她檢驗染色體。

當報告出爐後，另一位醫師看了報告，懷疑這份報告是否出錯了，因為染色體的結果是46XY，但來看病的孩子是女童。我一聽也感到詫異，再次檢視報告，推論這可能有兩種情況，一是檢體送錯了，二是病患本身大有問題。

我立刻打了電話到檢驗所去，確認這份檢體確實是這名病童的，報告結果也確實無誤。為了找出病因，我在病人回診時，建議家長再一次自費做染色體報告，並且將檢體送至另一個檢驗中心，這一次，我指定要特別檢查哪幾對染色體。

當第二次檢查報告出來後，證實了我的假設，我開始找國外的病例，才得以向家長解釋孩子的病因與病況預期。依照46XY女性的病例，其性腺通常會發展為惡性腫瘤。家長得知併發症後，決定開刀治療。在切除病童的卵巢後，經化驗確實為惡性腫瘤，及早解決了可怕的疾患。「如果沒找出原因，就不知道要開刀，孩子可能早不在人間了。」

其實，當初我向病人家長提出第二次檢驗的時候，有同事善意提醒我，這麼昂貴的檢查，對病人來說，是必要的嗎？但我的想法很簡單，這個案例太特殊了，必定是有什麼原因等待我們去發現。

我告訴家長，這孩子的病症可能沒有藥物可以治療，但是一定要馬上展開復健治療，持續的復健，說不定還有機會等到藥物發明出來，把握黃金早療期，可以幫助孩子延緩病情。

珮璇很幸運，她的爸爸、媽媽勇敢承擔了她的病情，把原先基因出了錯，一個可能的悲劇故事，轉變為充滿希望的真實人生。我很佩服他們的毅力與開朗，這對家長樂於分享十多年來如何養育這樣一個特殊孩子的心路歷程，因此，我要轉述一下他們是如何教養珮璇，又如何得到超乎預期的收穫。

「全心的接納我的孩子就是與眾不同，這是最重要的第一步。」珮璇媽媽說，生育小孩是一個很大的責任，但是懷胎十月，生下來卻是不健康的孩子，心中必定感到徬徨，不知道該怎麼辦。那時，她得到娘家父母的支持，也得到先生與公婆的支持，全家人都認知這個寶寶不一樣，需要雙方家庭一起關照這個孩子。

正面面對孩子的疾病與不足，是幫助孩子的第一步。很多父母難以接受自己的孩子生病了，有的遺傳疾病甚至使得父母雙方家族相互責怪，也有家長選擇不為孩子做積極治療。

珮璇媽媽在孩子三個月時察覺異狀，就帶她去醫院安排復健，積極的給予孩子各種刺激，例如，讓她吃檸檬，促使感官活絡起來。持續定期做復健，每次就醫會一併把孩子在學校和家裡的學習及生活情況，提供給醫師與復健師參考。讓孩子就讀特教學校，與老師保持密切的聯繫，讓老師也同步知道復健與治療的進度。

「我會收集孩子的資料，主動和醫師、早療團隊還有老師討論和溝通。我認為面對疾病，必須整合醫院和學校資源，才能對孩子產生最大的助益。」珮璇媽媽認為，孩子能夠持續進步，是因為積極配合每個階段的改善目標，調整治療和學習的方法。例如，當孩子情緒不穩定的時候，就請醫生針對情緒做復健計畫。

由於工作的關係，珮璇的爸爸有長達十二年派駐中國，一家跟著遷移，珮璇也在當地就讀特教學校。後來為了讓珮璇穩定的求學與復健，全家又回到臺灣。珮璇上有一個姊姊，也在父母親的教導下，知道妹妹需要多一些照料，全家人彼此關懷與分擔。

「我知道有些家長不願意讓孩子接受特殊教育，他們想讓孩子和一般孩子一起學習和相處，我自己也曾糾結在這一點。但是退一步想，如果我的孩子多會一道數學題，難道對她未來的生活就有幫助嗎？」珮璇媽媽分析，他們從孩子本身的條件加以考量，認為珮璇需要的是生活自理的能力，與社會相處的能力，以及未來在社會上可以做些什麼是恰好可以發揮她的能力的。

珮璇媽媽認為，讓珮璇情緒更穩定，可以跟人群有良好互動，應該對她的生活更有幫助。而自從接納孩子的狀況之後，珮璇媽媽就懂得從社會需要這樣的孩子扮演什麼角色去思考。「她以前一不高興就往地上滾，情緒不穩定，整條街都認識她，我就厚著臉皮等她。」光是為了讓珮璇學會調節情緒，就花了五年的時間。

長時間的復健，一時半刻看不出成果，他們花了十二年的時間，在珮璇升高中的時候，見證到她的進步，這都是多年累積出來的。

「不要用世俗的眼光來評價自己的孩子，要把她放在對的位置，讓她天生我材盡其用。」珮璇爸爸說，現在讀高中的珮璇，經老師的安排到大賣場實習，工作內容是在超市負責切水果。

起初，他們夫妻倆都擔心孩子是否有能力自己搭捷運抵達賣場，也心疼她從事低階勞力的工作，更擔心她在職場上人際相處的疑難雜症，或者容易被人欺負。「結果令我們很意外，她很喜歡這份工作，因為她嘴巴甜又很天真，一起工作的阿姨特別照顧她。」

珮璇爸爸露出自豪的神情說，以前孩子軟趴趴的，花了很久時間脖子才硬起來，後來可以坐、能站、搖搖晃晃地走路。一個從小走路都走不好的孩子，後來可以參加特教運動會，還得了好幾個跑步的獎牌。當初做復健孩子很痛苦，身為家長很心疼，但是所累積出的成效是令人歡喜的。

「在這個先天受到局限的孩子身上，進步是超乎預期的。」珮璇爸爸說，只要做好防護措施，經由正確的方法，可以培養出他們的能力。父母必須要學習放手，就像為了讓珮璇自己搭車去打工，他們花了兩個月的時間，帶她走路到捷運站，一起搭車再一起走路到工作地點。怕她走失，也添購了GPS定位裝置，甚至也常偷偷到賣場去探班，觀看珮璇上班的情形。

珮璇的爸爸說，這份工作讓珮璇得到自我價值的肯定，連週末都吵著要去上班。由於從小就讀特教班，上下學有校車，有專業的老師教導學習，隨班還有照護學生生活的阿姨，在學校被照顧得很妥貼，原本珮璇升高中時，爸媽要安排她去讀啟智學校，但經過師長的鼓勵，諮詢過臺北市教育局特教中心主任，才讓珮璇參加考試，考上了一般的職業學校。

從一個軟趴趴的嬰兒，被宣判活不過半年，到現在，珮璇可以自理生活，獨立行動參與社會活動，還能上網查資料。爸爸說珮璇雖然邏輯不太行，但記憶力很好。為了讓她可以有社交生活，他們也嘗試加入不同的團體，現在在教會得到很好的陪伴，也參與許多教會活動。

珮璇的爸爸、媽媽說，養育孩子的路上從來都是充滿挫折的，挫折來自於比較與過度期待，這是所有父母都必須要自己調整的功課。

我之所以分享珮璇家的故事，是想讓大家知道，如果人們可以不生病，那就太好了，但是生命若在不完美的情況下來到世間，仍然可以創造出價值。父母在養育的過程中，給予最佳的照護，就能有較佳的生活品質，家人也能從孩子的進步得到安慰和快樂。

這些病例提醒我們：醫療單位需要打破本位主義，採取會診的概念，團隊合作，為需要找出原因的疾病，提出跨科意見。家長也不要忌諱不同醫師的意見，因為每位醫師都致力於找出問題。

我也常常告訴我的學生，醫學雖然是理性的科學，但是另一面是同理心，做為小兒科醫師，在面對病人的時候，要懷著「那就是我的孩子」那般的父母心。不能只是對病症判下死刑，而要找出病因，讓家屬了解，放下揣測和不安，並且讓他們知道未來會如何。疾病雖然不可逆轉，但可以做一些努力，讓疾病得到控制和改善。

先天不良，掌握早療契機

人體大約有三萬五千個基因，基因可以指揮蛋白質的合成。蛋白質分為結構型蛋白質和酵素型蛋白質；前者構成人體的骨骼、肌肉、皮膚和毛髮等；後者則負責啟動人體各種生化反應。

數萬的基因，如果在這些複雜的作用過程中出了差錯，就可能導致疾病。知名的童話故事〈傑克與魔豆〉中，傑克拿到的豆子，可以長成巨大通天的藤蔓，真的有神奇魔力，若從現實世界的遺傳角度來看，那顆豆子可是基因突變呢。

新生命的孕育多麼神奇，每個人來到世界，並非理所當然的就能獲得健康，而是充滿了許多幸運。一個人從幼小到成年後，再到中老年的衰退時期，鮮少人可以毫無病痛。人一生的健康問題，多少跟遺傳脫不了干係。所以，沒有一個人是完美的，每個人的身體或多或少都帶著「不足」，而我們帶著這個不足的身體，一生都要為健康努力負責。

即使是透過遺傳諮詢、通過產檢而生育下來的健康嬰兒，父母親也必須關心孩子的各種成長跡象。孩子就學後，學校的師長還有負責醫療的醫師，也都在不同的面向觀察孩子的身心狀態以及可能的潛藏疾病，可以透過看診檢查，排除疑問，或是找出問題對症下藥。

關於孩童成長的疑難雜症，我總要呼籲家長，務必及早帶著孩子接受診斷和治療，愈早開始愈好，一般來說，早期療育的年齡定義為六歲以下的兒童，但從治療的效果來看，把握三歲以前腦神經快速發展期，透過刺激與復健，可以幫助神經連結與修補，是早療的黃金期。

早療團隊可提供評估診斷與治療，也能提供後續的治療計畫與諮商服務；早療團隊包含神經科、復健科、耳鼻喉科、遺傳醫學醫師、物理治療師、職能治療師、語言治療師、臨床心理師、聽力治療師與個案管理師及社工師，可以跨科整合治療。不只針對病症，還有生長遲緩問題也能獲得協助。

各縣市政府及醫院皆提供早療的評估門診與資源，以臺北醫學大學附設醫院為例，就專門設有兒童發展聯合評估中心，家長只需要掛一個門診，就能獲得跨科別的醫療諮詢與就診建議（見第172頁，圖1）。

醫院好朋友

兒童發展聯合評估服務

以臺北醫學大學附設醫院為例，以0～6歲兒童為服務對象，符合下列條件者，進行聯合會診評估：1.符合發展遲緩的兒童。2.懷疑有發展遲緩的兒童。3.醫療院所、衛生所、幼稚園及托兒所初步篩檢異常轉介者。4.本院高危險群嬰幼兒（早產兒或低體重兒、周產期窒息、後天性腦部病變或不利的成長環境等等）及健兒門診「發展遲緩檢核表」篩檢後不通過的兒童。

為方便病患進行診療，採取固定時段預約制，以聯合門診、聯合評估的方式，提供個案負擔一次門診費用，當日即可完成的整合型服務。視個別需要，進一步檢查項目如視力檢查、聽力檢查等，則由專職早療人員負責安排。若無法配合聯合評估中心時段者，可先掛小兒復健科早期療育發展遲緩門診，醫師將視孩子的需要，轉介至其他科別進行診療及評估工作。

團隊每月定期召開評估個案之專業團隊療育會議，並由復健科醫師於團隊療育會議後彙整報告，完成一份含評估結果與療育建議的綜合報告書。

如何評估孩子是否發展遲緩

受到先天與後天的因素影響，孩子發展遲緩的問題可能有幾種原因；一、先天疾病，二、懷孕期間或產程發生的問題，三、精神與心智障礙或情緒行為問題（如：自閉症、注意力不足、過動症），四、環境刺激不足（如：聽障、視障，以及因疾病而行動不便，使得對環境應變能力不足），五、家庭功能失調或親職技巧不足（如：受虐、親子關係疏離、過度寵溺）等。

前兩項原因通常有較明顯病症，經由產檢以及出生後的健診較容易被察覺。我想加以補充說明的是後面三項。有些孩子的發展遲緩，呈現於外的跡象，比較傾向於是一種症狀，不一定成為疾病，只要經過正確的診斷和復健，或是會同身心科醫師的診療，多半可以回復到正常的發展軌道。

我遇到的一些「病人」，有的是因為學校老師反映，這小孩坐不住，上課無法專心，喜歡搶同學的東西，學得很慢，家長透過老師的關心而共同注意。不限於年幼的孩子，也有十幾歲的大孩子，因為老師和學校健康中心的建議，由家長帶來小兒科評估。

這一類的孩子，牽涉的問題往往不是單一科別，而是需要一整個醫學團隊的評估。多數孩子經過早療評估及一段時間的復建，就會進步，逐漸可以融入團體學習。該留意的是，不要任意把「坐不住」、「靜不下來」的孩子，就推到資源班，或是認定他「有病」。經過遺傳科、神經科和復健科的聯合評估診療，這類上門求診的孩子，真正患有疾病的比例並不多。

有的孩子活潑，有的孩子文靜，有的孩子只是尚不熟悉群體生活與團體規範。多數孩子只是個性和天生的氣質，或家庭環境使然，而有不同的言行表現，透過復健和正確的學習引導，即可以回到正常生活。我想呼籲老師和家長，不要忌諱這類的問題，不要害怕小孩被貼上標籤。

我常去做校園健檢，一旦發現有的孩子和人際互動異常，就會職業病發作；我會忍不住多問老師，這個學生是否有心智和學習行為的異狀？有沒有做過評估？這類案例不少，但常遇到老師說，雖然發現學生有點異狀，寫了聯絡簿，家長卻認為自己的孩子被貼標籤，認為老師用有色眼光看待自己的孩子，不願面對問題。

門診中，有很多家長因為孩子語言表達遲緩而就醫。有位媽媽帶著兩歲三個月大的孩子來，她說孩子不大講話，家人都擔心這個情形不正常。我透過簡單的問答，測試出孩子的認知能力沒有問題，但是發音上遇到困難。於是安排這孩子接受語言復健，慢慢的就改善他說話的問題。

接受語言治療的孩子不算少數，這和社會大眾認為，現在的孩童因為吸收資訊的管道多元，所以多半能言善道的刻板印象不同。

舉個例子說明，在學習跳繩的時候，有些人學得快，甚至還可以單腳跳、做各種花式招術，但有些人就是老半天學不好，手腳不夠協調，手上甩的跳繩總是和雙腳會打架。當我們發現這個人不會跳繩，或許他的問題出在肌肉沒有力量，或是他不知道如何掌握手和腳搭配的節奏，那就針對不夠成熟的環節，加以鍛鍊和改善。當他掌握訣竅後，就能學會跳繩。

學說話也是一樣，有的孩子是構音上的問題，不善發音，因此，他需要更多的學習方法和技巧，去學會那一樣別人較容易學會的事。有的可能是牙齒咬合的問題，使得發音不準，那就需要會同牙科醫師進行診療。

兩歲的孩子，應該能夠理解別人所說關於日常生活的事物，並能加以辨識或指陳出來，這個階段的發展，已經能說出兩個字的語詞，像是吃飯、睡覺、桌子、椅子等。我遇過有孩子年齡已達，但是確實有認知能力問題，影響口語表達，需要追查病因加以治療。

但是，我也遇過生長發育沒問題的孩子，卻總是咿咿啊啊的，用手勢和情緒來指揮大人。經過測試，我評斷這孩子身心正常，問題是家裡父母親與長輩都太呵護他了，眾人只看這孩子的臉色，只要他發出一些聲音、指手畫腳，大人們就會像聲控機器似的使命必達。家長無微不至的照顧，反而剝奪了孩子學習語言溝通的動機與機會。

找出孩子的問題，就能對症下藥，透過早期療育，用對的方法幫助他們發展。但是，如果是情緒和行為的異狀，那就屬於教育的問題，父母親需要花些心思和堅持，引導孩子學習，陪伴他們成長。

由於早期療育是針對六歲以下的兒童，因此，發展遲緩兒童指的是學齡前兒童，在認知學習、語言溝通表達、粗動作、精細動作、人際互動與情緒發展等方面，與其他同年齡兒童相比，有一項以上發展落後或異常（表1）。

常見的有身體病弱、語言表達及溝通能力較差、藥物依賴、社會與情緒行為發展較為緩慢、注意力無法集中或持續性較差，常同時伴隨各種學習障礙、動作發展遲緩等情形。因

表 1　兒童發展遲緩的主要評估項目

項目	內容說明
粗動作	日常生活中的大肌肉表現，例如：翻身、行走、四肢爬行、獨立坐姿、跑步、跨越障礙、上下樓梯等
精細動作	手眼協調的能力，例如：伸手拿東西、堆積木、抓握湯匙、塗鴉、穿脫衣服、上廁所等自理能力
認知能力	嗅覺、味覺、視覺、聽覺、觸感等感官，對外界與事物的判斷、學習及記憶能力，對空間、時間與因果關係，還有文字、數字的概念與能力
語言	聽懂指令，發出聲音，以說話表達需求，能與人對話等
社會情緒發展	學會情緒表達，發展出安全感、自主性、自信心與人際關係等

此，早療團隊不只有治療身體病症的醫療人員，也涵蓋臨床心理師、社工師等專業人士參與其中。

針對有評估需求的兒童，早療團隊會根據不同年齡的兒童發展評估表，逐項做檢測，例如，四歲兩個月的孩子有哪些必須達到的能力，卻有不過關的項目，那麼就會轉介至特定的早療科目（見第170頁，圖1）。各地方政府對接受早療的標準略有差異，各地衛生局與醫院皆會提供兒童發展檢核表的資訊，可按需要索取或上網查閱。

當孩子長到六歲以後，若有發展遲緩的問題，就變成分科診療（見第171頁，圖2），可經由小兒科醫生的診斷，再針對問題，按各別科目尋求就醫，而不像早療是整合性的治療。

每名新生兒誕生，政府都會發給家長一本《寶寶手冊》，其中附有兒童預防保健服務的時間與要項，這七次健檢由全民健保補助，直到孩子滿七歲上小學前，應該依手冊的說明，完成基本的預防疫苗注射，家長也可以按照手冊上各年齡階段的發展項目，對孩子悉心觀察，確認是否達到該有的能力。

曾有一對年輕夫婦帶著兩歲八個月的孩子來，這孩子的身高和體重的數值都偏低，我觀察這小孩靜不下來，會到處亂抓東西，但是跟他說話時，他卻不會與人對視。當我問完基本資料，讓家長填了幾份評估表；媽媽說，孩子不會叫爸媽，但大致上聽得懂爸媽跟他說話，但是當我問孩子杯子在哪裡，他卻沒有回應。這就不對了，我馬上安排他進入早療。

從身高、體重做為生長發育的評估標準，同時也要兼顧身心發展的里程。不會講話，可能是生理結構上的問題，可能是發音的問題，不是單一的原因。一般來說，兩歲八個月的孩子雖然說話不清楚，但是他會跟對話者對視，試著理解你在說什麼。例如你跟他說：「不准吵喔！」他會呈現理解的反應。

一個兩歲的孩子若不會說兩個字的有意義的語詞，就可能是發展有問題。老一輩的人會說「大雞晚啼」，善意解釋為大器晚成，卻可能因此忽略發展遲緩的徵兆，耽誤黃金早療的契機。

兩歲多的孩子若未能逐漸發展出語言能力，就要合理懷疑智力發展也有狀況，若加上不與人對視，可能有自閉傾向。找出成長遲緩的原因，多管齊下進行早期療育，就能改善孩子的狀態。

優生的觀念是連貫性的，從孕前的遺傳諮詢，懷孕中的產前檢查，出生後的新生兒篩檢，學齡前的成長發育健診與紀錄，都是層層把關，哪一關發現問題，就盡快處理。我為了爭取治療的時效，對於兒童的早療，皆採取一邊追查原因，一邊同步安排復健與相關治療。

有些過動症、自閉症或學習能力差的孩子，可能是遺傳疾病造成的；我會試著找出確切的病因，以利對症下藥做治療，避免後續嚴重的併發症。以自閉症為例，原因可能是細胞之間不聯繫；他的基因結構是正常的，功能是正常的，但細胞之間就不連結。同樣是自閉的外顯症狀，也能細分為不同的原因和程度狀態，我認為盡可能的分類，有助提升治療成效。例如，當我得知這孩子得了某一種病，可以更精準用藥，並且更適切的安排職能治療與復健，使其病況趨緩並避免尚未發生的嚴重病況。

當家長或是老師察覺孩子外顯的特徵不太尋常，可以記錄下來，並尋求進一步的診療。

我想強調的是，邊診斷、邊復健，還要充分給家長進行衛教。這聽起來很囉唆，但是，我認為讓家長知道是什麼原因造成孩子的狀況，不只帶給他們解答，更重要的是帶來希望。孩子不明原因的病了，家長當然想知道問題出在哪，並尋求治療，期待症狀有機會改善。

每個生命都是獨一無二的，來到世上，都值得被好好對待；也許每個孩子的發展速度不同，但都值得採取用最佳方式優質養育。每朵小花，都會因為細心的澆灌，全心的接納，展現獨有的風姿。

過敏也會導致生長遲緩

由於體質及環境因素，現代人過敏的情形很普遍，許多孩子也因為過敏的原因，影響了身體的生長發育。有的孩子因為過敏，身體不舒服，所以總是動來動去，上課學習無法專心；有的孩子對特定食物過敏，所以消化不良，還誘發身體與皮膚的過敏反應；有的孩子因為鼻子過敏，皮膚癢，總是搔抓個不停，連晚上睡眠都不好。過敏的症狀，使人吃不好、睡不好，營養吸收不佳，怎樣都不安適，正處成長期的孩子怎麼能好好長高長大呢？

學齡期的兒童，尤其是男孩，容易出現像妥瑞氏症的症狀，會不自主發出清喉嚨的聲響或動不動就眨眼，每到換季時候，症狀更明顯，這可能和過敏有關。也有些疑為注意力不足過動症（ADHD）的孩子，其實也可能有過敏的問題。當然也不能排除孩子面對心理壓力時，身體不自主有所反應。

兒童生長遲緩的問題有多方原因需要探討，同時尋求小兒過敏專科醫師的協助，也有助解決問題。

回到孩子成長的「三寶」——飲食、睡眠、運動，可採取降低過敏原的方式，例如，少吃加工食品，多吃營養均衡的食物適度，家中適度除濕、減少環境中的塵蟎、空氣清淨，建立運動習慣。常常遇到容易皮膚過敏的孩子，家長怕他流汗搔抓，就禁止孩子運動。我建議，可以先看皮膚科治療皮膚過敏，同時讓孩子從事耐力型的運動。不要因為過敏，橫生太多禁忌，反而耽誤了孩子的生長。

近幾年，醫學界對腸胃道的研究相當熱中，因為人體的腸胃有複雜且自成一格的神經系統，甚至能獨立於人腦而自主運作。腸胃道裡有許多微生物和細菌，因為不同的飲食而影響細菌的生態，對神經產生不同的刺激。這一連串的作用，會使人體發生變化，或產生疾病，就連精神分裂症也被研究出跟腸胃道的反應有所關聯。所以有人一緊張，就會脹氣或拉肚子，中醫理論更把脾胃顧好視為健康的要務。

從營養的觀點來看，腸胃消化吸收功能欠佳，會妨礙人體吸收營養；當身體所需的營養失調，各種生理機制就會錯亂，成人的身體會出現各種病症，何況成長中的孩子，更會因此長不好。

現代人很注重健康，家長也很關心孩子的成長，因此，大家對各種保健資訊和營養品很敏感，有時過度積極。當家長聽聞，骨齡可以探測孩子的生長還有多少機會，可能一窩蜂跑到醫院想要檢測骨齡。我認為最重要的是，大家應該先對人體的生長以及骨齡發育的原理有正確認識，再來考慮檢查的必要性。

當我們知道，男孩的骨骼生長可以到十六歲，女孩可以到十四歲，那麼，一個十歲男孩和女孩，就分別還有六年和四年的時間可以長高嗎？這並不完全是正確，還是要回到生長曲線圖去追蹤評估，從遺傳身高的軌道，去對照每個成長階段該有的成長。在門診中，當我發現孩子有性早熟的跡象，才會進一步安排檢測骨齡，測骨齡不應該是「趕流行」。

家長以及孩子都需要知道，身體成長期要有充足的睡眠，每一段時間就該有一定的成長，定時檢測身高與體重，才能知道有沒有長好。我們也需要透過家庭和學校推廣正確的營養教育，每個人每天所需要攝取的營養有哪些，什麼食物是好的、具有高價值的。我們有責任教會孩子注重健康，並且自發的管理健康，為自己的健康負責。

我們的下一代愈來愈多元種族，城市與鄉村對兒童的照顧也不同，如果沒有積極的營養照顧觀念，可能會讓許多孩子錯失了應該有的成長表現。健康成長方面的醫學，都跟遺傳有關，如果一般民眾不明原理，就無法趨吉避凶，也就會錯過可以幫助孩子成長的機會。

以近年第二型糖尿病年輕化的現象來看，假如這一代沒有建立對的觀念，那麼所養育的下一代，也同樣無法被正確教育。當三高問題年輕化後，逐代就會形成一種遺傳問題。如果，我們能注重家庭遺傳，關切孩子的生長曲線，那麼就可以做到預防醫學，每個孩子在遺傳的基礎上，也能因為獲得正確的照顧，表現出最優秀的發展。

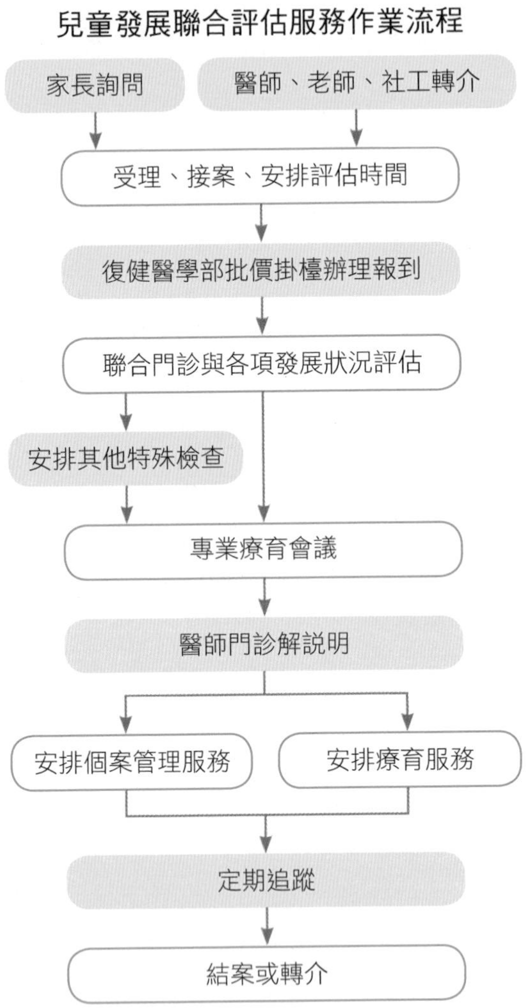

圖 1　身心成長有評估需求的六歲以下兒童，可享有整合式跨科早期診療。

資料提供：臺北醫學大學附設醫院

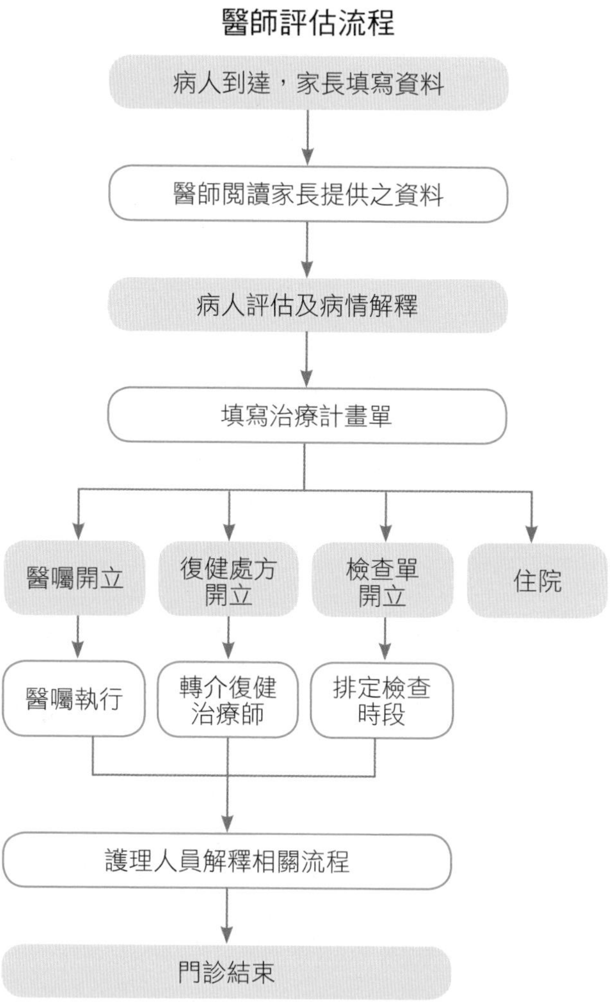

圖 2 身心成長有評估需求，但尚未接受早療，或已逾六歲者，可在一般專科門診接受評估、治療。

資料提供：臺北醫學大學附設醫院

附錄

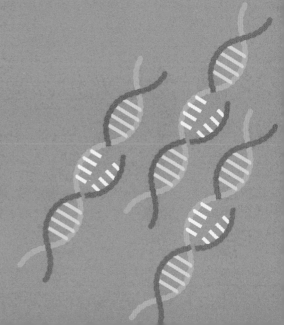

附錄 1

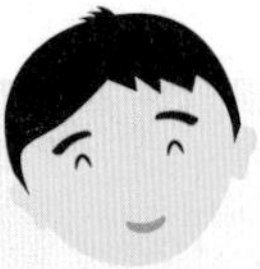

0-7 歲 男生身高生長曲線表

出生體重 ＿＿＿＿＿＿　出生身高 ＿＿＿＿＿＿

父親身高 ＿＿＿＿＿＿　母親身高 ＿＿＿＿＿＿

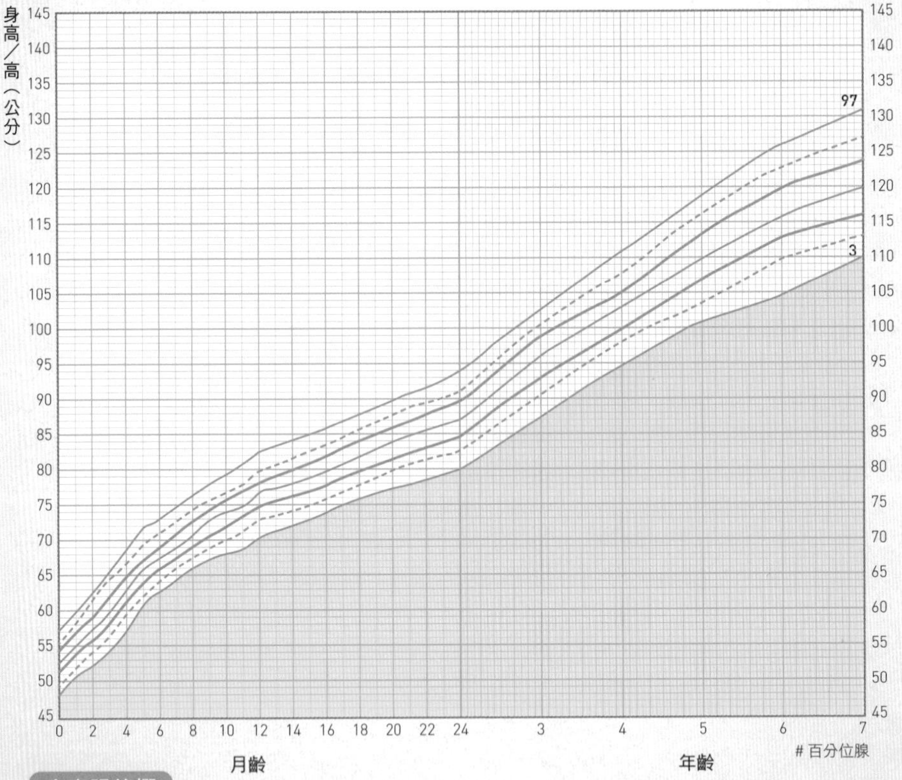

身高記錄欄

歲＼月	1月	2月	3月	4月	5月	6月	7月	8月	9月	10月	11月	12月
1-12 月												
1 歲												
2 歲												
3 歲												
4 歲												
5 歲												
6 歲												

（取材參考國民健康署網站）

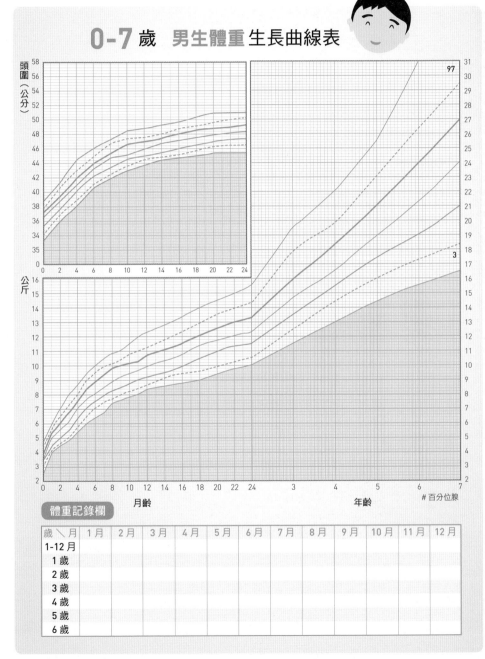

0-7 歲 男生體重生長曲線表

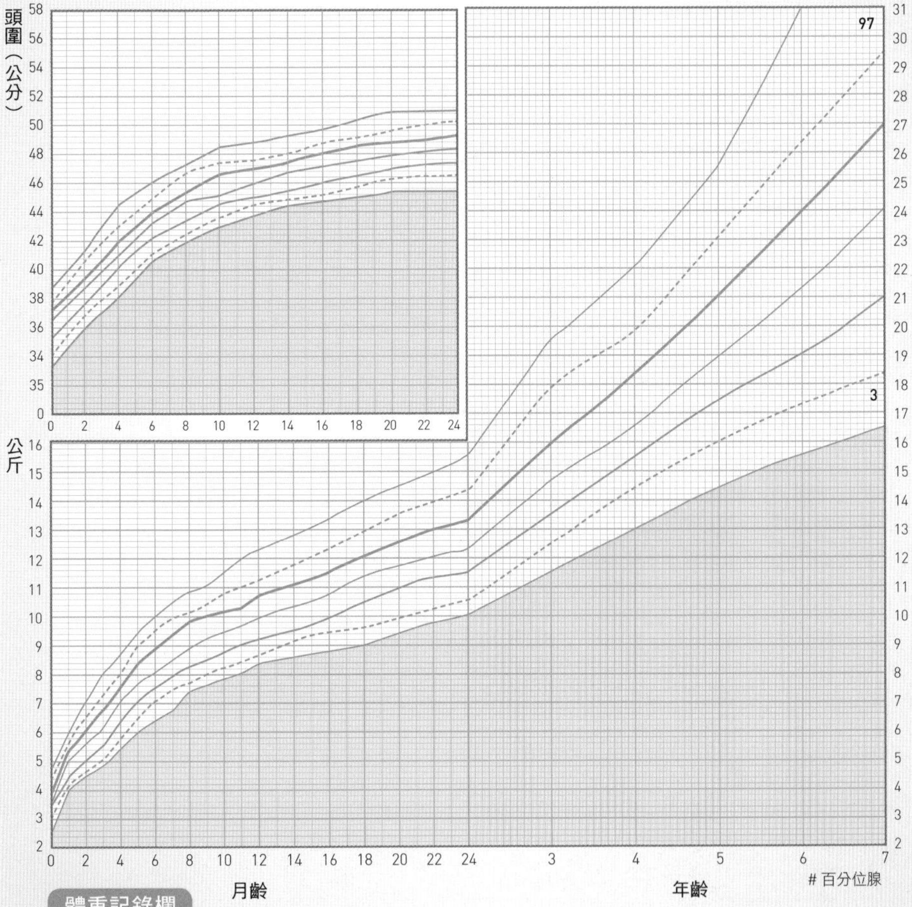

體重記錄欄

歲＼月	1月	2月	3月	4月	5月	6月	7月	8月	9月	10月	11月	12月
1-12月												
1歲												
2歲												
3歲												
4歲												
5歲												
6歲												

（取材參考國民健康署網站）

7-18 歲 男生身高生長曲線表

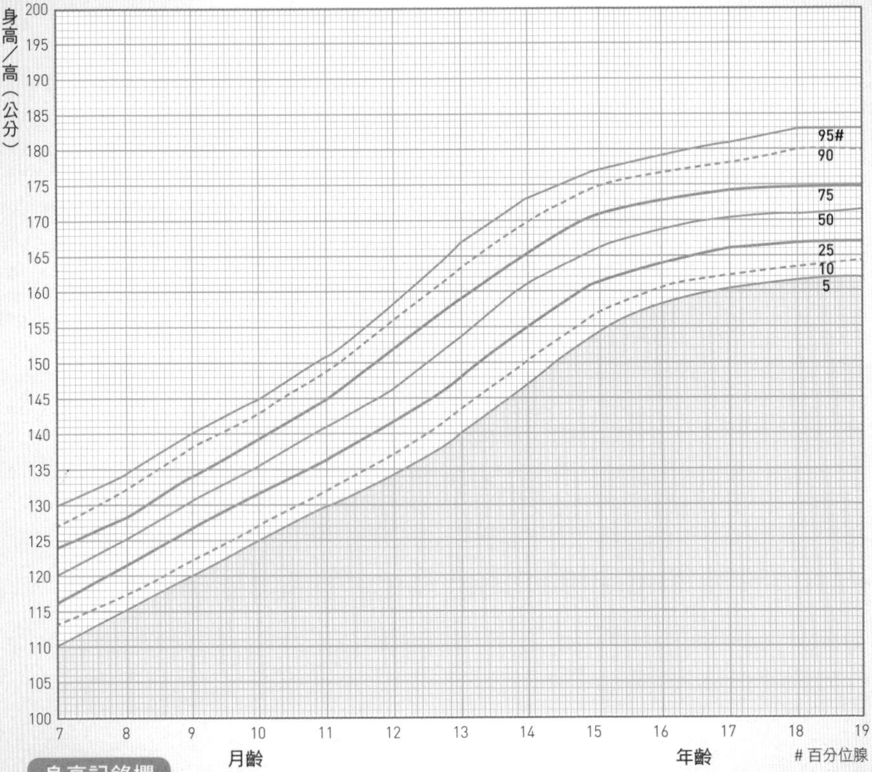

身高記錄欄

歲＼月	1月	2月	3月	4月	5月	6月	7月	8月	9月	10月	11月	12月
7 歲												
8 歲												
9 歲												
10 歲												
11 歲												
12 歲												
13 歲												
14 歲												
15 歲												
16 歲												
17 歲												
18 歲												

（取材參考國民健康署網站）

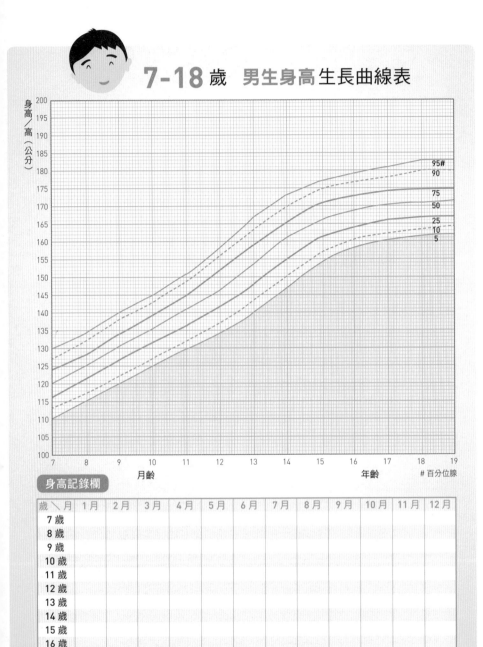

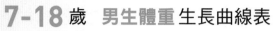

7-18歲 男生體重生長曲線表

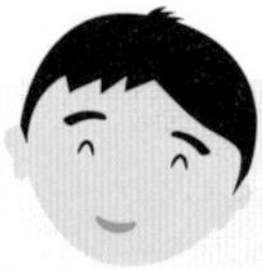

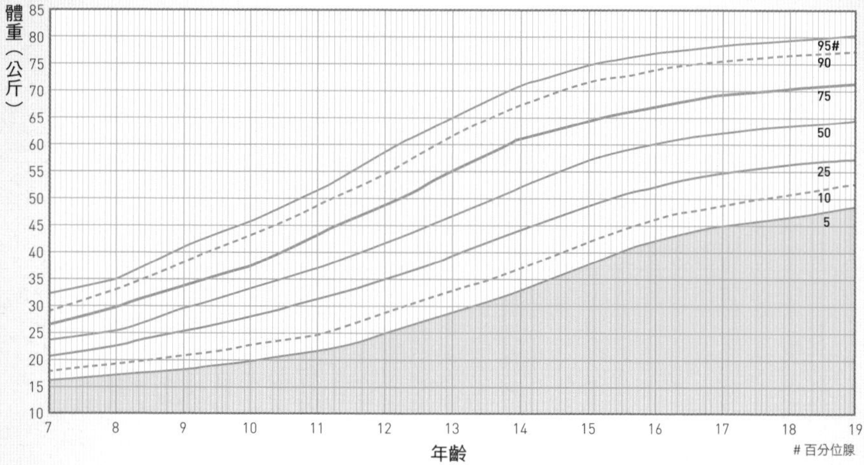

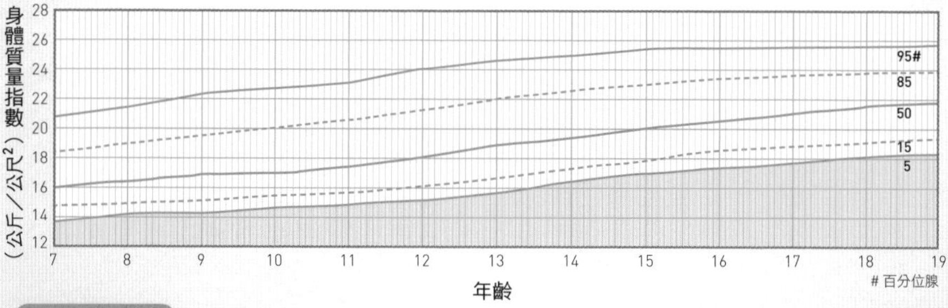

體重記錄欄

歲＼月	1月	2月	3月	4月	5月	6月	7月	8月	9月	10月	11月	12月
7歲												
8歲												
9歲												
10歲												
11歲												
12歲												
13歲												
14歲												
15歲												
16歲												
17歲												
18歲												

（取材參考國民健康署網站）

附錄 2

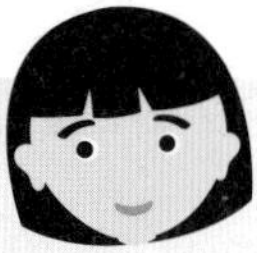

0-7 歲 女生身高生長曲線表

出生體重 ____________　出生身高 ____________

父親身高 ____________　母親身高 ____________

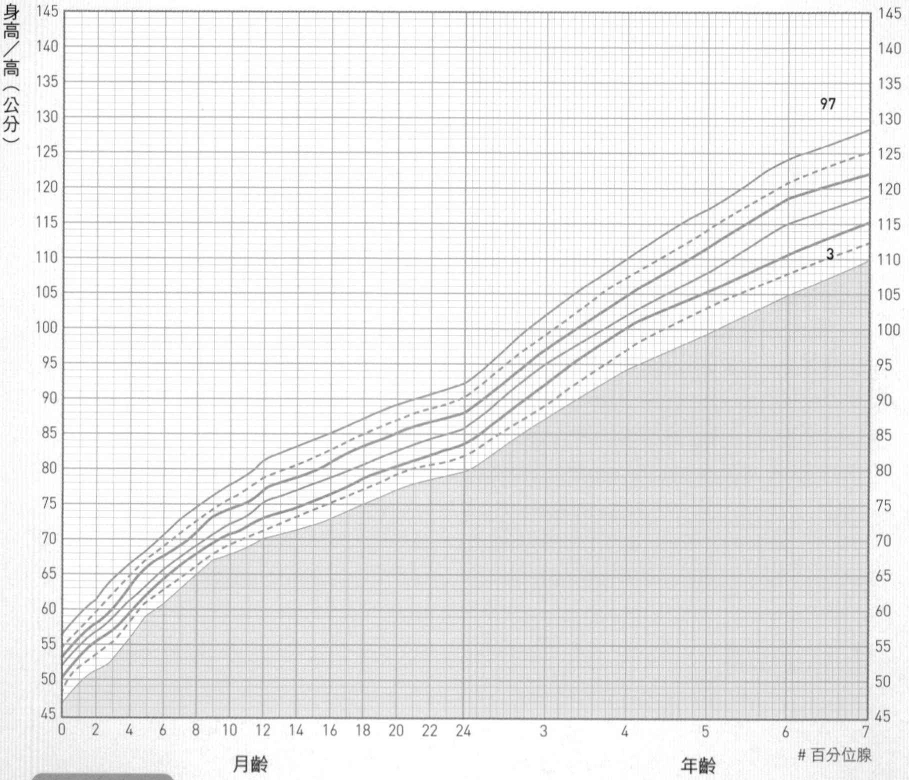

身高記錄欄

歲＼月	1月	2月	3月	4月	5月	6月	7月	8月	9月	10月	11月	12月
1-12月												
1歲												
2歲												
3歲												
4歲												
5歲												
6歲												

（取材參考國民健康署網站）

0-7 歲 女生體重生長曲線表

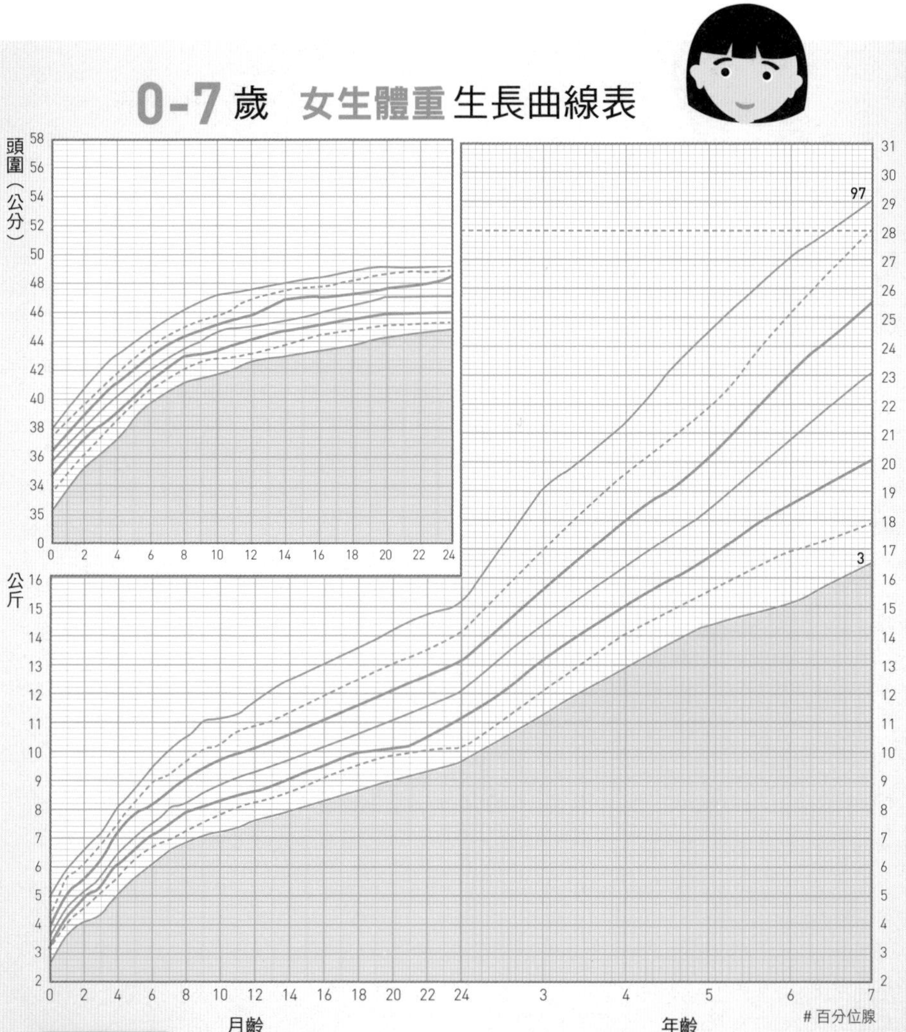

體重記錄欄

歲╲月	1月	2月	3月	4月	5月	6月	7月	8月	9月	10月	11月	12月
1-12月												
1歲												
2歲												
3歲												
4歲												
5歲												
6歲												

（取材參考國民健康署網站）

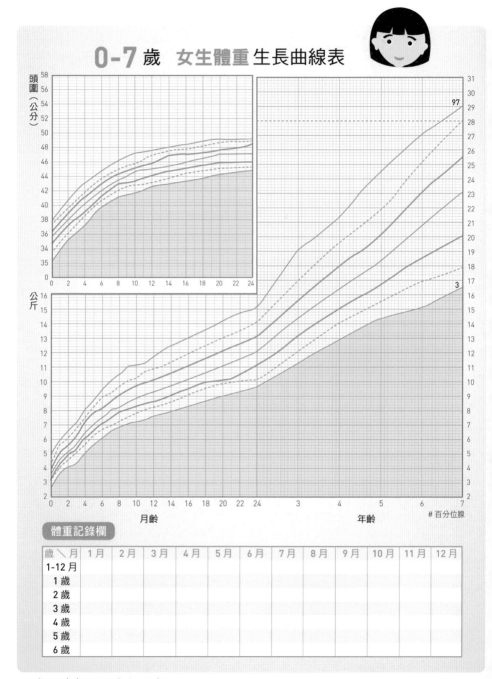

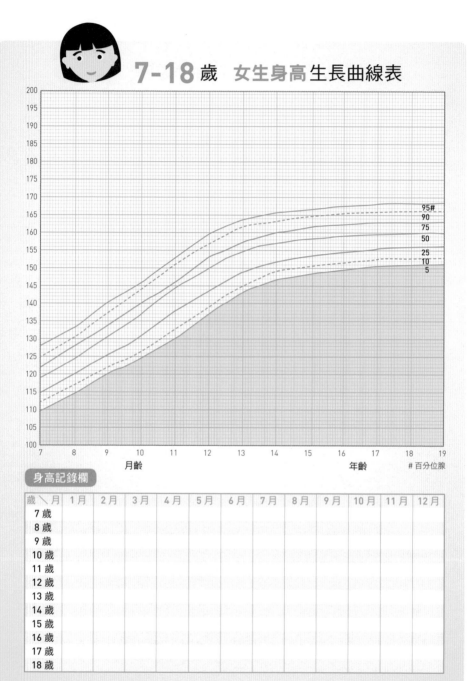

7-18歲 女生身高生長曲線表

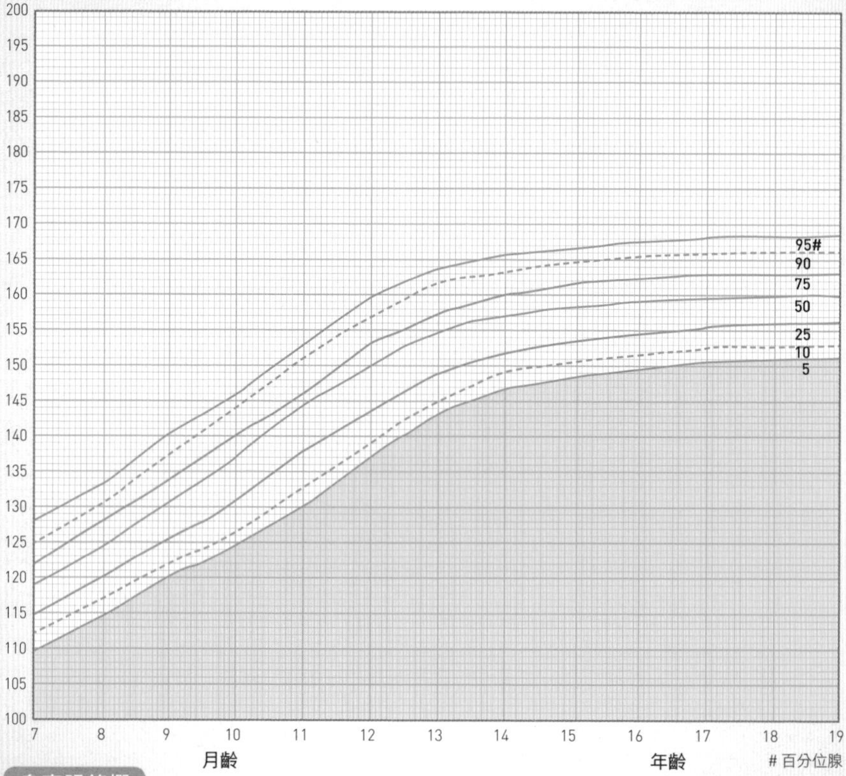

身高記錄欄

歲＼月	1月	2月	3月	4月	5月	6月	7月	8月	9月	10月	11月	12月
7歲												
8歲												
9歲												
10歲												
11歲												
12歲												
13歲												
14歲												
15歲												
16歲												
17歲												
18歲												

（取材參考國民健康署網站）

7-18歲 女生體重生長曲線表

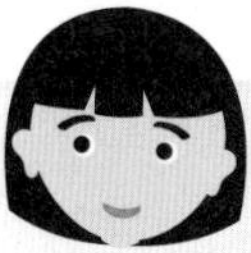

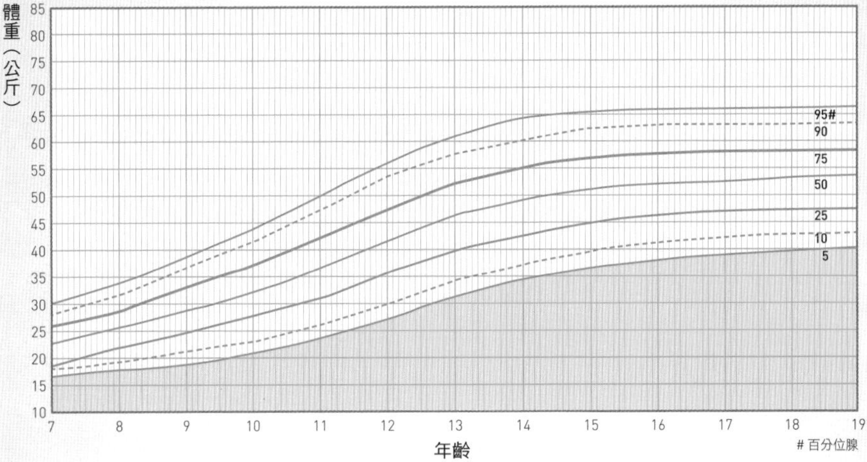

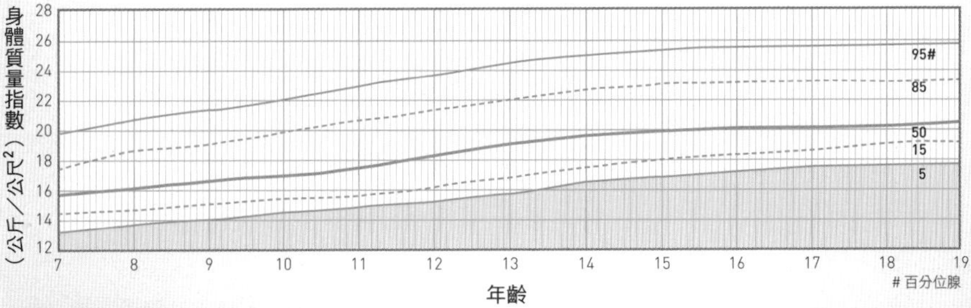

體重記錄欄

歲＼月	1月	2月	3月	4月	5月	6月	7月	8月	9月	10月	11月	12月
7歲												
8歲												
9歲												
10歲												
11歲												
12歲												
13歲												
14歲												
15歲												
16歲												
17歲												
18歲												

（取材參考國民健康署網站）

附錄 3

年齡	身長／身高	頭圍	體重
歲 月	公分	公分	公斤
歲 月	公分	公分	公斤
歲 月	公分	公分	公斤
歲 月	公分	公分	公斤
歲 月	公分	公分	公斤
歲 月	公分	公分	公斤
歲 月	公分	公分	公斤
歲 月	公分	公分	公斤
歲 月	公分	公分	公斤
歲 月	公分	公分	公斤
歲 月	公分	公分	公斤
歲 月	公分	公分	公斤
歲 月	公分	公分	公斤
歲 月	公分	公分	公斤
歲 月	公分	公分	公斤
歲 月	公分	公分	公斤
歲 月	公分	公分	公斤

早產兒三歲前的年齡應自預產期算（即矯正年齡）

兒童及青少年生長身體質量指數（BMI）

102 年 6 月 11 日公布

BMI ＝體重（公斤）／身高 ^{2}（公尺）

年齡（歲）	男生			女生		
	過輕	過重	肥胖	過輕	過重	肥胖
	BMI ＜	BMI ≧	BMI ≧	BMI ＜	BMI ≧	BMI ≧
出生	11.5	14.8	15.8	11.5	14.7	15.5
0.5	15.2	18.9	19.9	14.6	18.6	19.6
1	14.8	18.3	19.2	14.2	17.9	19.0
1.5	14.2	17.5	18.5	13.7	17.2	18.2
2	14.2	17.4	18.3	13.7	17.2	18.1
2.5	13.9	17.2	18.0	13.6	17.0	17.9
3	13.7	17.0	17.8	13.5	16.9	17.8
3.5	13.6	16.8	17.7	13.3	16.8	17.8
4	13.4	16.7	17.6	13.2	16.8	17.9
4.5	13.3	16.7	17.6	13.1	16.9	18.0
5	13.3	16.7	17.7	13.1	17.0	18.1
5.5	13.4	16.7	18.0	13.1	17.0	18.3
6	13.5	16.9	18.5	13.1	17.2	18.8
6.5	13.6	17.3	19.2	13.2	17.5	19.2
7	13.8	17.9	20.3	13.4	17.7	19.6
8	14.1	19.0	21.6	13.8	18.4	20.7
9	14.3	19.5	22.3	14.0	19.1	21.3
10	14.5	20.0	22.7	14.3	19.7	22.0
11	14.8	20.7	23.2	14.7	20.5	22.7
12	15.2	21.3	23.9	15.2	21.3	23.5
13	15.7	21.9	24.5	15.7	21.9	24.3
14	16.3	22.5	25.0	16.3	22.5	24.9
15	16.9	22.9	25.4	16.7	22.7	25.2
16	17.4	23.3	25.6	17.1	22.7	25.3
17	17.8	23.5	25.6	17.3	22.7	25.3

說明：

一、本建議值係依據陳偉德醫師及張美惠醫師 2010 年發表之研究成果制定。

二、0-5 歲之體位，係採用世界衛生組織（WHO）公布之「國際嬰幼兒生長標準」。

三、7-18 歲之體位標準曲線，係依據 1997 年台閩地區中小學學生體適能（800/1600 公尺跑走、屈膝仰臥起坐、立定跳遠、坐姿體前彎四項測驗成績皆優於 25 百分位值之個案）檢測資料

四、5-7 歲術接點部份，係參考 WHO BMI rebound 趨勢，銜接前揭兩部份數據。

男孩生長曲線百分位圖

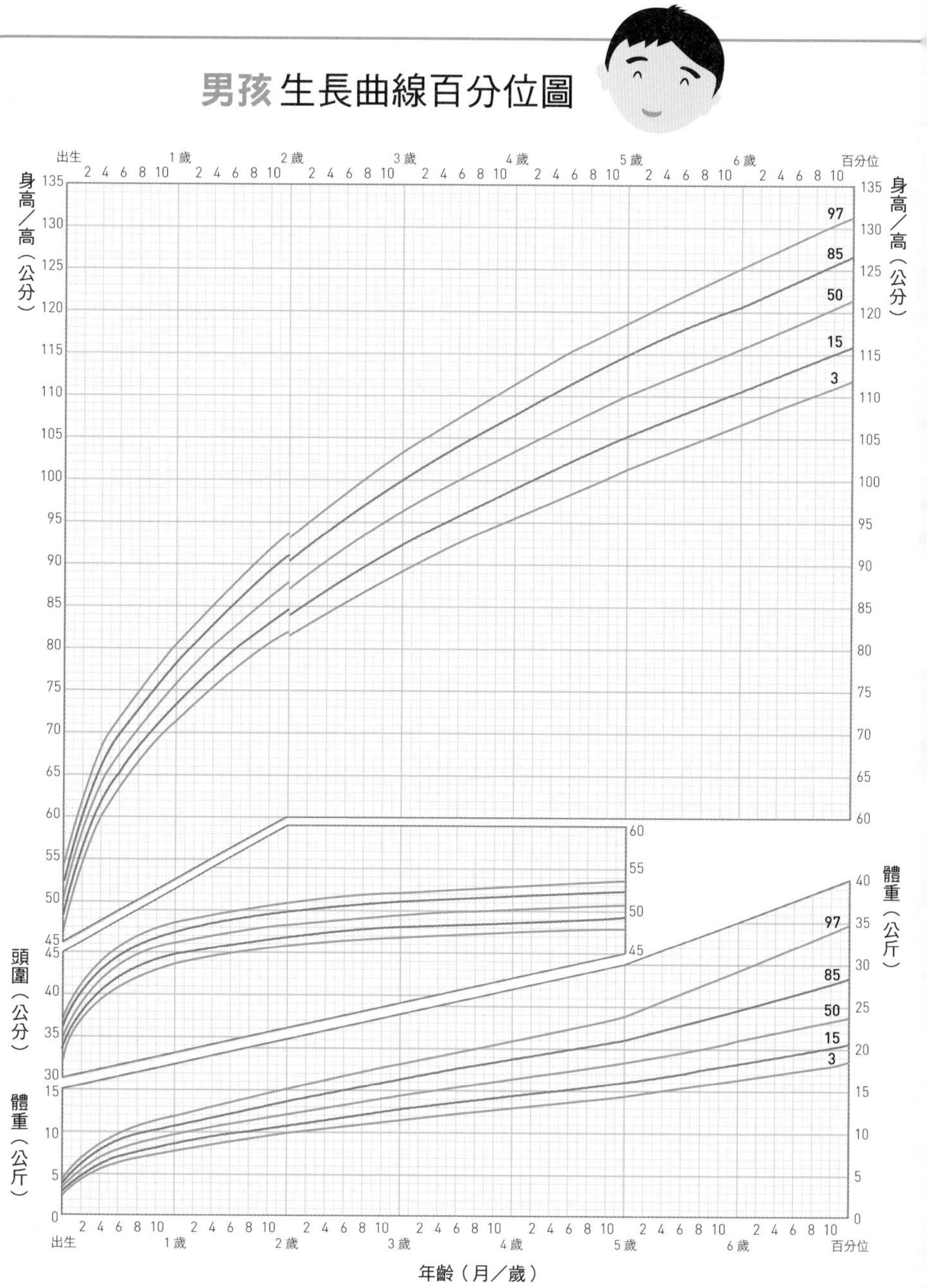

（取材參考國民健康署網站）

年齡	身長／身高	頭圍	體重
歲 月	公分	公分	公斤
歲 月	公分	公分	公斤
歲 月	公分	公分	公斤
歲 月	公分	公分	公斤
歲 月	公分	公分	公斤
歲 月	公分	公分	公斤
歲 月	公分	公分	公斤
歲 月	公分	公分	公斤
歲 月	公分	公分	公斤
歲 月	公分	公分	公斤
歲 月	公分	公分	公斤
歲 月	公分	公分	公斤
歲 月	公分	公分	公斤
歲 月	公分	公分	公斤
歲 月	公分	公分	公斤
歲 月	公分	公分	公斤
歲 月	公分	公分	公斤

早產兒三歲前的年齡應自預產期算（即矯正年齡）

兒童生長曲線使用說明

兒童生長曲線百分位圖包括身長／身高、體重與頭為三種生長指標，分為男孩版和女孩版。生長曲線圖畫有 97、85、50、15、3 等五條百分位曲線；百分位圖是在 100 為同月（年）齡的寶寶中，伊生長指標數值由高而低、重而輕，從第 100 位排序至第 1 位。

兒童生長曲線圖的身長／身高圖，在 2 歲時的曲線有落差，主要是因為測量身長／身高的方法不同；2 歲前是測量寶寶躺下時的身長，2 歲後則是測量站立時的身高。

以 1.5 個月大體重 5 公斤的男寶寶為例：

❶【年齡】1.5 個月大向上延伸。

❷【體重】5 公斤重橫向延伸。

❸在【年齡】與【體重】交會處，即 A 點。

❹參照右方的百分位曲線數值，發現體重是【第 50 百分位】，代表在 100 名同年齡的男寶寶裡，其體重大約排在第 50 位。

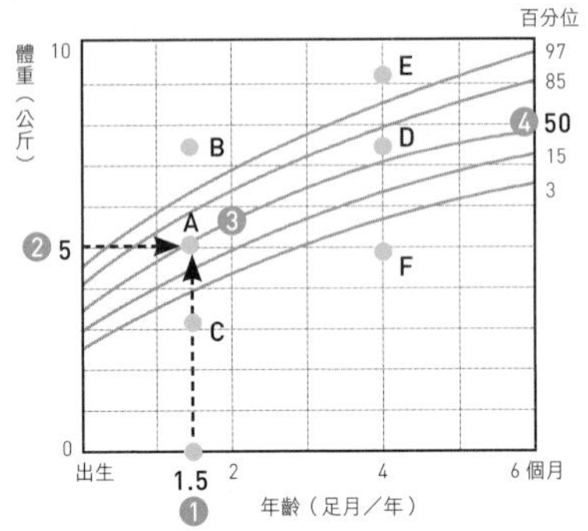

（請試著查看看 3 個月大男孩體重 6.5 公斤的百分位喔！答案請見下方）

寶寶的生長指標落在第 3 － 97 百分位之間都屬正常範圍，若生長指標超過第 97 百分位（如上圖 B 點）或低於第 3 百分位（如上圖 C 點）就可能有過高或低的情形！此外，兒童的成長是連續性的，除了觀察寶寶單一年齡的曲線落點外，其生長連線也應該要依循生長曲線的走勢（如上圖 A 點→ D 點）；如果高於或低於二個曲線區間時（如上圖 A 點→ E 點或 A 點→ F 點），需要請醫師評估檢查喔！

答：第 50 百分位

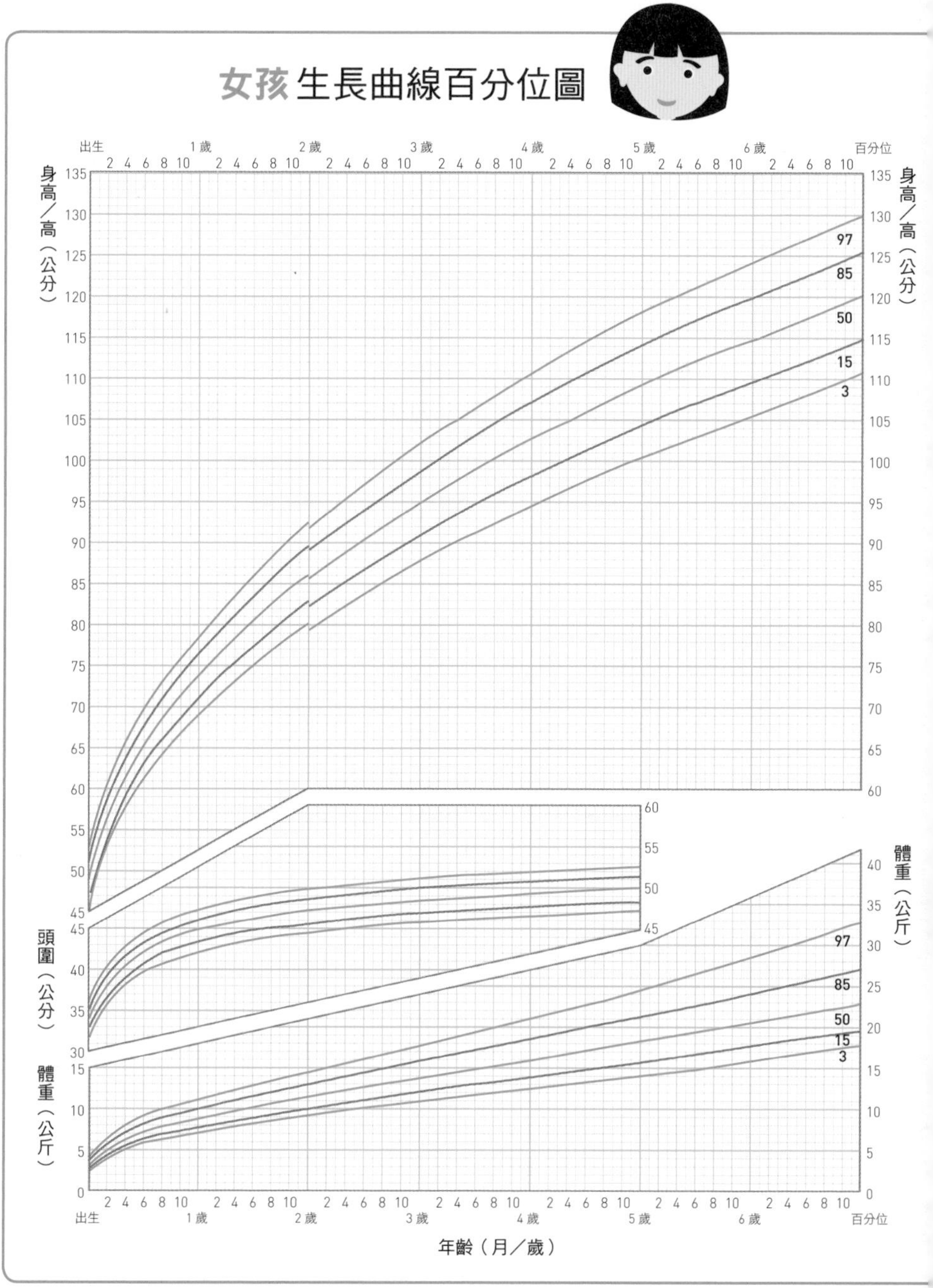

（取材參考國民健康署網站）

楊晨：贏在起跑點的六堂遺傳課　從遺傳基因篩檢到兒童生長曲線追蹤，教你掌握孩子一生健康關鍵！／楊晨作. -- 初版. -- 新北市：字畝文化創意出版：遠足文化發行，2018.11
面；　公分
ISBN 978-986-96744-8-5（平裝）

1. 小兒科　2. 兒童發育生理

417.5　　107017748

XBLF0003

楊晨：贏在起跑點的六堂遺傳課

從遺傳基因篩檢到兒童生長曲線追蹤，教你掌握孩子一生健康關鍵！

作者　楊　晨
資料採訪整理　鄭育容

社長兼總編輯　馮季眉
副總編輯　吳令葳
主編　洪　絹
封面設計　兒日設計
美術設計及排版　張簡至真

出版　字畝文化創意有限公司
發行　遠足文化事業股份有限公司
地址：231 新北市新店區民權路 108-2 號 9 樓
電話：(02) 2218-1417　傳真：(02) 8667-1065
電子信箱：service@bookrep.com.tw
網址：www.bookrep.com.tw
郵撥帳號：19504465 遠足文化事業股份有限公司
客服專線：0800-221-029

讀書共和國出版集團　社長：郭重興
發行人兼出版總監：曾大福
印務經理：黃禮賢
印務：李孟儒

法律顧問　華洋法律事務所　蘇文生律師
印製　成陽彩色印刷股份有限公司

2018年12月19日　初版一刷　定價：380元
2019年02月15日　初版二刷
978-986-96744-8-5　書號：XBLF0003